CIP-Brasil. Catalogação-na-Publicação
Câmara Brasileira do Livro, SP

G1310

Gaiarsa, José Ângelo, 1920-
Organização das posições e movimentos corporais : futebol 2001 / José Ângelo Gaiarsa. – São Paulo : Summus , 1984.

Bibliografia.

1. Educação física e treinamento   2. Esportes
3. Futebol   4. Futebol – Treinamento   I. Título.
III. Título : Futebol 2001.

CDD-796.334
-796
-796.077
-796.334077

84-1955

Índices para catálogo sistemático:

1. Esportes 796
2. Futebol : Esporte 796.334
3. Treinamento : Esporte 796.077
4. Treinamento : Futebol : Esporte 796.334077

JOSÉ ANGELO GAIARSA

ORGANIZAÇÃO DAS POSIÇÕES E MOVIMENTOS CORPORAIS

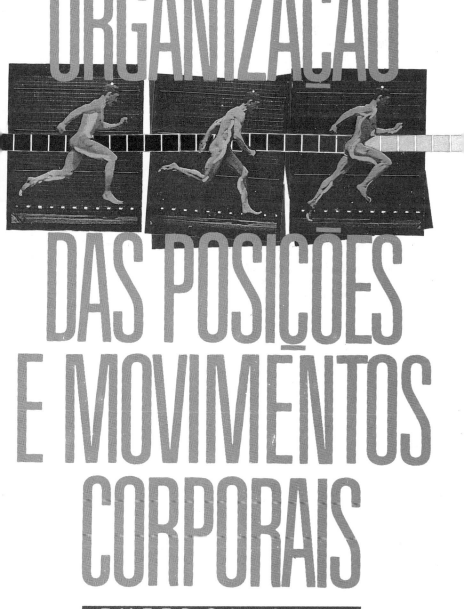

FUTEBOL 2001

summus editorial

José Angelo Gaiarsa
Organização das Posições e Movimentos Corporais
(Futebol 2001)

Copyright © 1979, 198 by
José Angelo Gaiarsa

Capa de
João Batista Costa Aguiar

As ilustrações das págs.
1, 2, 3, 4, 5, 6, 7, 8, 9, 13, 14,
17, 18, 19, 21 (a), 23, 27, 28, 30,
31, 33, 34, 36, 39 e 40 são de
Edgard Bolanho

Proibida a reprodução total ou parcial
deste livro, por qualquer meio e sistema,
sem o prévio consentimento da Editora.

Direitos desta edição
reservados por
SUMMUS EDITORIAL LTDA.
Rua Cardoso de Almeida, 1287
05013-001 - São Paulo, SP
Telefone (011) 872-3322
Caixa Postal 62.505 - CEP 01295-970

Impresso no Brasil

ÍNDICE

- **Capítulo I**   página
  Qualquer ação pode ser feita de muitos modos 11

- **Capítulo II**
  Método Científico para aprender o chute e o passe. 41

- **Capítulo III**
  Aperfeiçoamento da discriminação no campo acústico
  retrovisual (ou: como ver o que está atrás) 51

- **Capítulo IV**
  Os olhos, os movimentos e a imaginação 57

- **Capítulo V**
  Imitação e individualização dos movimentos. 73

- **Capítulo VI**
  Como aproveitar a imaginação para melhorar o
  desempenho esportivo 83

- **Capítulo VII**
  Coordenação motora 93

- **Capítulo VIII**
  Biofeedback (Circuitos em retroalimentação) 145

- **Capítulo IX**
  Eqüilíbrio do corpo e postura 163

- **Capítulo X**
  Respiração 185

- **Capítulo XI**
  Cronograma 205

- Capítulo XII
  Avançando um pouco mais 211

- Capítulo XIII
  Perigos da experiência 223

- **BIBLIOGRAFIA** 227

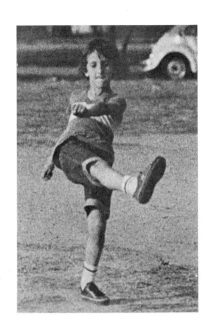 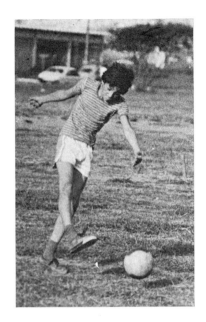

NEM TODOS OS CHUTES SÃO IGUAIS

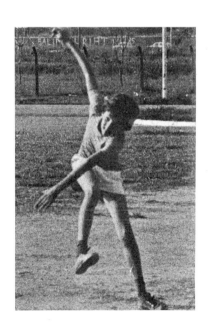 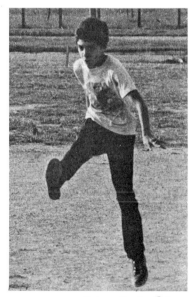

Fotos: J. A. Gaiarsa

FINALIDADE DESTE LIVRO

Este livro é um projeto de pesquisa científica. Ao mesmo tempo em que expõe uma idéia, faz um apelo: de financiamento da pesquisa.

Se os brasileiros não inventarem um novo tipo de futebol, alguém o fará — e logo. Todos os fundamentos de minha proposta podem ser encontrados em revistas e livros de fácil acesso — e nada recentes (algumas décadas). Se não fizermos o que aqui se propõe, logo algo parecido será feito em outro lugar, podendo o Brasil perder definitivamente sua liderança em futebol devido aos avanços tecnológicos de outros povos.

Com quem fazer a experiência?

Na certa, não com gente de time famoso, já estabelecida, estabilizada (e, de certo modo, viciada), mas com um time especial de gente "boa de bola", principiantes, colhidos em algum time menor ou na várzea; talvez um time de jogadores que façam parte de alguma Escola de Educação Física.

Em qualquer alternativa, os atletas dedicarão tempo integral ao futebol e deverão ser pagos para isso. Caso contrário, o esquema científico de controle seria precário. Os exercícios servem para apurar a coordenação muscular e podem, portanto, servir a qualquer modalidade esportiva. Idealmente, seria ótimo treinar um time de futebol (digamos, 15 rapazes) e, ao mesmo tempo, outras variedades esportivas, porém, com moças.

As razões para essa definição são três:

- Trabalha-se melhor com grupo misto, uma vez que há maior interesse natural e probabilidade de formação de um espírito de equipe mais coeso e harmônico, com muito apoio moral recíproco.
- Tudo indica que o treinamento modificará sensivelmente a personalidade dos atletas e, se dispusermos de uma equipe mista, ela poderá prestar muita ajuda recíproca em momentos difíceis. Só quem está passando por mudanças paralelas pode, verdadeiramente, compreender o outro.
- A melhora da coordenação poderá ser apreciada em várias modalidades esportivas, o que é sempre interessante. Mas, se for aceita e realizada esta sugestão, várias modificações deverão ser feitas nos exercícios, em todos aqueles pontos especializados — os que se referem ao tipo próprio de movimentação das várias modalidades esportivas.

DECLARAÇÃO IMPORTANTE

Nosso enfoque foi aprendido e desenvolvido em mais de trinta anos de observação e experimentação com movimentos humanos expressivos. Meu interesse principal dirigia-se para os automatismos complexos que em psicologia se denominam traços de caráter, atitudes básicas, posições ante a vida, "complexos"; "script" de vida e mais nomes: todos aqueles conjuntos de posições e movimentos bastante estereotipados que fazem o "jeito" da pessoa. Tecnicamente, o caráter — conjunto de elementos mais ou menos constantes da personalidade — está intimamente relacionado com a Couraça MUSCULAR do Caráter (Reich, mais ou menos 1930) que é uma soma de AUTOMATISMOS MOTORES.

De outra parte, os esportes, via de regra, exigem movimentos rápidos, fortes e eficientes — em oposição aos movimentos expressivos, que em geral, são poucos, lentos e fracos. Minha literatura científica e a das escolas de Educação Física e de Práticas Desportivas é bastante diferente. Receio, por isso, que meu livro apresente certas distorções inevitáveis, quando examinado à luz de critérios usuais nos julgamentos sobre atividades desportivas.

Espero que o leitor especializado se recorde desta declaração ao fazer a crítica do livro.

De Biomecânica acredito saber o fundamental — sem refinamentos. Muitas afirmações feitas a respeito da organização das Escolas de Educação Física, chegaram a mim através de conversas com estudantes destas escolas — nas quais fiz palestras; e de amigos que são professores nesta área, e que me descrevem o estudo nessas escolas. Sobre treinadores e times tenho a informação dos jornais.

Sobre futebol tenho muitas horas de observação atenta em TV, melhor sob certos aspectos do que a visão direta, devido aos recursos da câmara lenta e do movimento congelado. E, além disso:

— Horas e horas filmando e observando movimentos dos mais variados — com câmara de 8 mm;
— Horas e horas gravando em vídeo-teipe e examinando e discutindo os movimentos das pessoas enquanto falam, andam e dançam;
— Em grupos de estudo e de terapia, mil exercícios variados com muitas reflexões e leituras antes, durante e depois, focando com pormenores a execução e os efeitos físicos e psicológicos destes exercícios;
— Literalmente, milhares de horas de exercícios corporais feitos pessoalmente, dos mais simples (marcha, corrida, bicicleta, patinação, natação) até os mais sofisticados (Rolfing, Feldenkrais, Nickolaus, Ioga), realizados com atenção e com muitas reflexões após.

José Ângelo Gaiarsa

CAPÍTULO I

QUALQUER AÇÃO PODE SER FEITA DE MUITOS MODOS

Podemos chutar uma bola de bico, com o peito do pé, com a borda externa do pé, com a borda interna do pé.

Podemos chutar uma bola parados, dando apenas um ou dois passos preparatórios para o chute, dando uma corrida antes do chute.

Mesmo que seja incomum, podemos inclusive chutar partindo da posição sentada, ou até da posição deitada, como às vezes ocorre num jogo de futebol.

Podemos chutar uma bola parada ou uma bola em movimento, chutar uma bola devagar ou com força, e com todas as gradações intermediárias entre esses dois extremos.

Podemos, ainda, chutar a esmo ou chutar numa direção determinada.

Todas estas variedades admitem um elemento comum, que é a extensão rápida da perna em relação à coxa e da coxa em relação à bacia. O peso da perna, impulsionado pelos músculos e como que concentrado no pé, aplica-se com impacto à bola e uma parte importante da força viva da perna se transmite a este objeto, que entra em movimento, quando antes estava parado; ou que muda de direção e recebe um novo impulso — quando já estava em movimento.

No chute, a perna funciona como um taco de golfe movido pela bacia que funciona como "mão"!

Um chute é um ato caracterizado pelo seu objetivo: é o gesto que fazemos com a perna/pé para mover uma bola. Basta correr os olhos pelas variedades que alinhamos no início, para perceber que, embora a extensão brusca da perna seja a parte principal do movimento, para cada variedade assinalada *existem diferenças importantes na colocação dos demais segmentos do corpo*, em relação a esta perna que chuta. Ainda, para cada uma das variedades apontadas existe uma posição-movimento do corpo que deve ser bastante exata e precisa, *no sentido de equilíbrio*, porque se não o indivíduo não consegue dar o chute, ou o chute sai de uma forma que de modo algum corresponde à intenção do atleta, ou o indivíduo consegue chutar e, imediatamente depois, cai feio!

Convém assinalar desde já o quanto é delicado e complicado organizar o movimento de todas essas massas simultaneamente — as massas dos braços, a massa do tronco, a massa da cabeça, a massa da outra perna — para que todos esses elementos tenham seus movimentos individuais combinados de

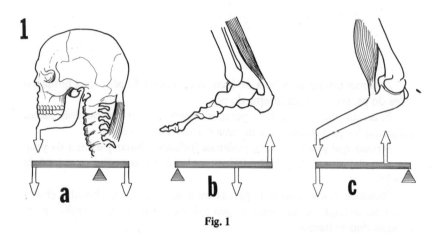

Fig. 1

Nos seres vivos, inclusive nós, a maior parte dos ossos podem ser considerados alavancas bastante rígidas, articuladas em um ou dois pontos. Os músculos podem ser considerados *motores locais* e seus tendões, ou suas inserções nas partes ósseas, podem ser consideradas cabos de tração da alavanca correspondente. Mecanicamente, somos bonecos articulados — soma complexa de alavancas simples. Guindastes múltiplos!

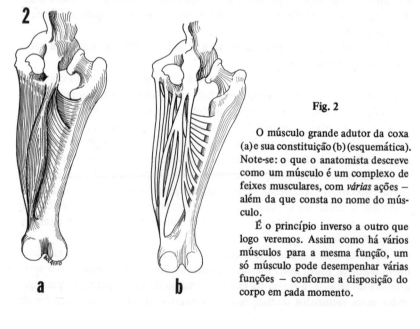

Fig. 2

O músculo grande adutor da coxa (a) e sua constituição (b) (esquemática). Note-se: o que o anatomista descreve como um músculo é um complexo de feixes musculares, com *várias* ações — além da que consta no nome do músculo.

É o princípio inverso a outro que logo veremos. Assim como há vários músculos para a mesma função, um só músculo pode desempenhar várias funções — conforme a disposição do corpo em cada momento.

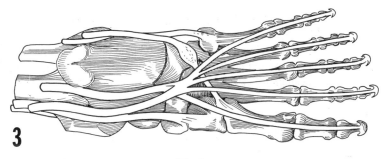

Fig. 3

Tendões da planta do pé.
Mesmo quando a ação muscular se transmite por verdadeiros cabos tendinosos (e então não há dispersão de esforços), o ângulo de incidência do tendão em relação à alavanca óssea que ele move é pequeno e desfavorável quando se pensa *em movimento*. Esta organização é melhor para imobilizar a articulação do que para movê-la.

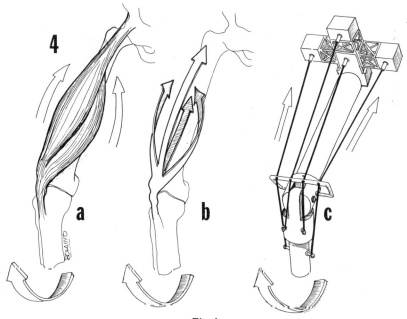

Fig. 4

O guindaste à direita (c) foi desenhado sobre o modelo da esquerda, que é o "músculo do chute" – o quadríceps crural (a - músculo, b - esquema do mesmo). Seus 4 corpos carnosos fundem seus esforços em um "cabo" comum. Cada esforço é *variadamente oblíquo* em relação à ação – coisa que um engenheiro jamais faria num guindaste.
Mas nossa fraqueza é nossa força – como se esclarece no texto.

tal forma que, no momento do chute, o corpo não só consegue equilibrar-se, como se equilibra antes e depois.

Após esta breve análise de um movimento aparentemente simples como um chute, pela qual se demonstra quantos elementos entram na sua composição, convém examinar o caso oposto, igualmente bem conhecido.

Torcer o braço não vale!

Todos os policiais do mundo, quando pretendem imobilizar um indivíduo, usam aquele truque que todos nós conhecemos desde moleques: torcer o braço nas costas. Se o braço, uma vez torcido nas costas, for mantido com o pulso firmemente torcido, sabemos que é praticamente impossível para qualquer pessoa mover-se.

Nesta posição, a alavancagem dos músculos do braço é tão inadequada que não conseguimos fazer nenhuma força útil. Qualquer esforço redunda em distenção muscular ou dilacera ligamentos articulares.

Segundo ouço dizer, havia templos budistas no Tibet, onde os monges desenvolviam técnicas de luta pacífica, exclusivamente defensiva, que consistiam em colocar o agressor em posições — como essa do braço torcido — que, por mais força que o indivíduo fizesse, não conseguia mover nenhum segmento do corpo. Uma parte importante do famoso Kung Fu se baseia neste princípio.

Nosso corpo é uma estrutura complexa e pode assumir uma porção de formas, desde as mais adequadas para um certo movimento, até aquelas nas quais qualquer movimento é impossível.

A Espada, a Jovem e o Samurai!

Consideremos um último exemplo, mais para o artificial e o cômico.

Ainda hoje a maior parte das jovens não parece sentir prazer em manejar armas. Vamos entregar a uma jovem uma espada de samurai e vamos convidá-la a manejar esta espada.

Em seguida, vamos observar trechos de filmes japoneses, onde um ator, com boa preparação ginástica, imita o manejo da espada efetuado pelos samurais medievais.

Comparativamente, veremos que quase tudo o que a jovem faz é desajeitado — desde o modo de agarrar o cabo da espada, a moleza do pulso, que mal consegue manter a espada em posição, o desajeitamento do cotovelo, que, às vezes, ao querer manejar a espada numa direção, consegue o efeito contrário, até, e enfim, a colocação tão má do corpo que, se a moça arriscar um movimento rápido da espada, poderá levar um tombo — ou machucar-se! Apesar disso, note-se: *de algum modo* ela consegue manejar a espada. Já se passarmos ao ator treinado, ficaremos fascinados pela rapidez espantosa e fulminante com que — nós imaginamos — o antigo samurai medieval manejava sua arma mortífera, um verdadeiro fio quase invisível de aço percorrendo o espaço a uma velocidade espantosa, e separando em dois tudo o que encontrava no caminho.

Mais do que isso, cada movimento da espada começa e termina absolutamente seguro, podendo, ainda, ser desviado e continuar preciso também quando uma certa trajetória — por força maior — é interrompida.

Com este exemplo esquemático em vista, podemos enunciar um dos princípios mais fundamentais da nossa proposta.

QUALQUER MOVIMENTO PODE SER FEITO DE MUITAS MANEIRAS DIFERENTES. DENTRE ESTAS MANEIRAS, SEMPRE EXISTE UMA QUE É ÓTIMA, UMA QUE É PÉSSIMA E, ENTRE OS DOIS EXTREMOS, TODAS AS VARIEDADES E GRAUS POSSÍVEIS DE EFICIÊNCIA. A EFICIÊNCIA DO GESTO É MEDIDA POR TRÊS CRITÉRIOS BÁSICOS: SE ELE ALCANÇA SUA FINALIDADE, QUANTA ENERGIA ELE CUSTA, QUAL SUA ORGANIZAÇÃO INTERNA.

Mais adiante veremos quantos graus de precisão e economia são possíveis para nosso equipamento de movimento — e veremos que são surpreendentemente altos. Por que que é que as coisas são assim com nossos movimentos, está descrito e ilustrado nas figuras de 1 a 6. Convidamos o leitor a examinar estas figuras e a ler seu texto.

A pergunta que o engenheiro faria: por que tantos músculos para a mesma função? É que *para cada posição do corpo* existe um músculo cuja atuação é ótima, sendo a atuação dos demais menos boa ou francamente inútil.

Como nosso corpo é muito móvel no espaço e, principalmente, como as suas várias partes têm movimento, umas em relação às outras, estamos continuamente com problemas de eficiência mecânica. Se a pessoa não cuida de organizar bem seus movimentos, corre o risco sério de realizá-los sempre com rendimento precário — mesmo que suficiente.

Além das explicações constantes nas figuras, mais uma deve ser dada.

Pinóquio e o soldadinho de chumbo

Comecemos com dois esclarecimentos preliminares.

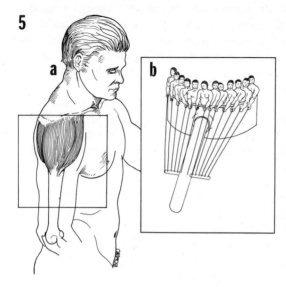

Fig. 5

O desenho esquematiza a ação do músculo deltóide (o redondo do ombro). Vê-se bem que para cada posição do mastro (úmero) há Unidades Motoras (homenzinhos) em posição perfeita e outras em posição (direção do esforço) precárias. Os homenzinhos podem até imobilizar o mastro se os extremos puxarem ao mesmo tempo.

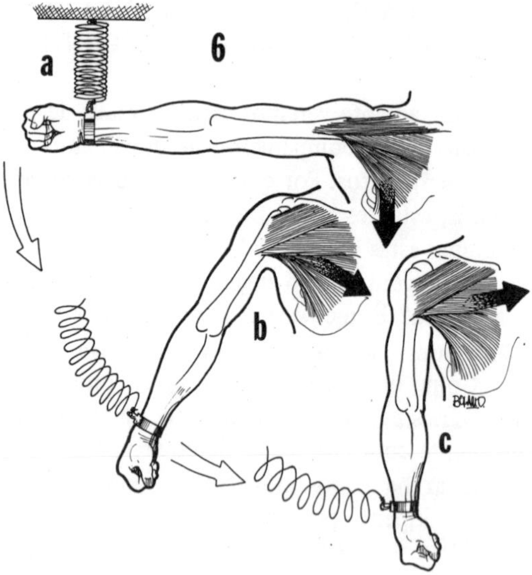

Fig. 6

Ação do grande peitoral conforme o ângulo do esforço com o braço e conforme o ângulo entre braço/corpo.

Em nosso corpo, as fibras musculares atuam quase sempre com obliqüidade, maior ou menor, em relação às alavancas que movem. Com isto, elas perdem uma parte da sua eficiência mecânica.

Mais exato, porém, seria declarar o seguinte: para *cada posição* da alavanca óssea correspondente, existe um *pequeno conjunto* de fibras musculares, cuja ação é ótima ou muito eficiente. A partir deste pequeno feixe muscular, caminhando nas duas direções, sempre haverá uma gradação de fibras musculares cada vez menos eficiente na execução do mesmo movimento.

A contração do restante da massa muscular consome energia (bioquímica) e cansa, produz pouco trabalho, freia o esforço eficiente e força as articulações interpostas.

Estamos muito acostumados a pensar que os músculos servem para o movimento e não nos detemos suficientemente no esforço, por exemplo, do indivíduo em postura militar. Este indivíduo não está se movendo. No entanto, ele pode estar exercendo um esforço muscular considerável.

É o caso das chamadas tensões isométricas, isto é, as contrações musculares *que não produzem movimento, mas imobilizam e enrijecem uma ou mais articulações.*

Podemos dispender muita energia estando imóveis, e esta energia aparece sob a forma de resistência do corpo à deformação. Posso endurecer voluntariamente todos os músculos da perna, tornando difícil, para outra pessoa, a ação de dobrar meu joelho.

Estou fazendo muita força e estou imóvel. Esta imobilidade tem uma vantagem: ela enrijece a perna e a articulação do joelho fica momentaneamente anulada. Minha perna se comporta como se fosse uma "perna de pau" (inteiriça), podendo suportar muito mais peso do que se ela estivesse ligeiramente dobrada e com os músculos relaxados (fig. 7).

Este processo que descrevemos para a articulação do joelho, vale, na verdade, para qualquer articulação do corpo. A conclusão final, surpreendente e ao mesmo tempo evidente, é que nós somos um boneco aleatoriamente articulado, isto é, com um número *VARIÁVEL* de juntas!

Podemos brincar de robô e, como tal, dar alguns passos com as pernas bem duras, os braços bem parados junto ao corpo, a cabeça imóvel, o tronco rígido e apenas os olhos girando de cá para lá. Neste caso, praticamente todas as articulações do corpo foram enrijecidas, exceto as das cadeiras.

No extremo oposto, temos a ginga do malandro e da sambista, que se move com todas as juntas muito soltas — e movendo todas as juntas!

Além destes dois extremos, temos todos os movimentos esportivos, em que o indivíduo golpeia com força — seja um chute na bola, seja uma raquetada no tênis ou no pingue-pongue, seja uma cortada no vôlei.

No momento da descarga motora violenta, há uma tendência a enrijecer o corpo, exceto o segmento que vai atuar. Já no instante seguinte, todo o corpo se afrouxa de novo e readquire mobilidade.

Estas reflexões se fazem mais importantes ainda quando se considera que um músculo (uma fibra muscular) só consegue exercer esforços dentro de comprimentos limitados. O esforço maior é o que se exerce quando o comprimento inicial é igual a três vezes o comprimento mínimo.

Mais importante do que isso, porém, é que, mesmo dentro destes limites o poder mecânico da fibra (produto da força que ela é capaz de exercer pela velocidade de contração) é máximo a 30% da força isométrica máxima. (Força isométrica máxima é aquela que apenas impede o encurtamento do músculo quando em tétano perfeito). Além, portanto, dos limites de *direção* de esforço, o músculo sofre restrições *dinâmicas* severas — como estas que foram apontadas. Mas todas as restrições existem e sua soma apenas confirma com mais força quando dissemos sobre ângulos e comprimentos críticos dentro dos quais se exerce o esforço muscular.

Gostaríamos de sublinhar e dar ênfase ao seguinte fato: estamos descrevendo propriedades evidentes do nosso aparelho de movimento. Tudo o que dissemos até agora é não só fisiologia elementar do aparelho motor, como pode ser observado e experimentado por qualquer pessoa.

É importante para nós mostrar que o sistema de exercícios que vamos propor está baseado em conhecimentos elementares, básicos e até intuitivos, a respeito dos movimentos do nosso corpo. Convém assinalar estes fatos pela verdade seguinte:

O MOVIMENTO É TÃO INERENTE À NOSSA EXISTÊNCIA QUE SENTIMOS DIFICULDADE DE PERCEBER COMO ELE SE FAZ.
SEMPRE QUE SE FALA NA COMPLEXIDADE DOS MOVIMENTOS DO CORPO, AS PESSOAS MOSTRAM UMA CARA DE ESPANTO E DE INCREDULIDADE. *A EXPERIÊNCIA PESSOAL* DE MOVIMENTO É TÃO CONSTANTE, TÃO SIMPLES E TÃO FÁCIL, QUE É QUASE IMPOSSÍVEL PERSUADIR AS PESSOAS DE QUE *A ORGANIZAÇÃO DESTE MOVIMENTO É EXTREMAMENTE COMPLEXA.*

Ao longo da movimentação esportiva, o corpo consolida e solda juntas, em função do movimento que as circunstâncias do momento exigem. É preciso dizer e repetir sempre: esta contínua variação de rigidez é um fenômeno complicado e de organização muito difícil.Por isso, temos sempre vários músculos para a mesma função — atuando cada um deles, porém, em *posições* de corpo diferentes; e temos várias funções para cada músculo devido à disposição variável das partes do corpo a cada momento.

Embora consigamos todos fazer estas coisas, é muito de se supor que uma organização fina e precisa destas variações exija treino especial. De outra parte, se este treinamento for feito, e se conseguirmos melhorar a precisão destas variações, é de se crer que o movimento final se beneficiará com o treinamento.

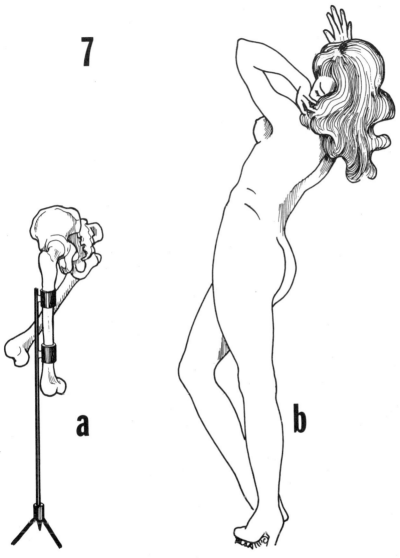

Fig. 7

Quando contraímos simultaneamente todos os músculos situados em torno de uma articulação (no caso da figura (b), o joelho) anulamos funcionalmente esta articulação As coisas começam a se passar como se a articulação não existisse – como se a perna fosse inteiriça (a) das cadeiras até o pé naquele instante.

O que é uma unidade motora

O elemento primário do nosso movimento é a fibra muscular – uma célula multinucleada, com poucos centésimos de milímetros de diâmetro e alguns centímetros de comprimento (Fig. 8, a, b, c). Sua propriedade essencial é a de contrair-se, por efeito de estímulos mecânicos, físicos, químicos ou elétricos. No nosso corpo, a contração (mecânica) se faz sempre por influência das células e fibras nervosas, que controlam as fibras musculares.

Mas não existe uma fibra nervosa para cada fibra muscular; para cada fibra nervosa existem de 5 a 1000 fibras musculares, controladas por esta única fibra nervosa. Quando um músculo é de grande precisão de movimento, como aqueles que movem o globo ocular, existe uma fibra nervosa para umas pouquíssimas fibras musculares – 3 a 5. Já quando trabalhamos com músculos fortes, como os músculos das nádegas ou das coxas, então podemos ter uma fibra nervosa controlando centenas de fibras musculares, que se contraem todas ao mesmo tempo, quando a fibra nervosa correspondente é ativada. Os textos de fisiologia chamam de Unidade Motora a este conjunto de uma fibra nervosa (um neurônio), mais as fibras musculares que ele controla. (fig. 9)

Podemos compreender melhor este esquema, que é pouco familiar para a maioria das pessoas, comparando o funcionamento muscular ao funcionamento de um pelotão de infantaria. Um pelotão, constituído de 33 homens, obedece em uníssono às ordens de seu comandante. Podemos comparar o neurônio da Unidade Motora a um comandante e as fibras musculares aos demais componentes do pelotão militar.

Dito ainda de outro modo: nunca contraímos fibras musculares *isoladamente*. Qualquer contração muscular é feita sempre por um *conjunto* de fibras musculares. Mas deve-se assinalar que este conjunto, embora constituído algumas vezes por centenas de fibras musculares, é, apesar disso, *minúsculo*. Mesmo algumas centenas de fibras musculares não são muito mais calibrosas do que uma agulha comum de costura.

Nossos músculos, portanto, são *funcionalmente* constituídos de unidades que não se confundem com as fibras musculares, nem com os músculos inteiros, mas sim com as Unidades Motoras. Nosso movimento é executado por *muitos milhares* de "fios" e arrumá-los com *total precisão* é uma tarefa difícil – mas possível.

Aí estão as razões, claras em conjunto e até simples, que explicam muito bem por que é que uma ação humana qualquer pode ser executada de tantos modos diferentes, com tantos níveis de eficiência e precisão; ou com tantos níveis de imprecisão e ineficiência...

O guindaste e o tigre

Agora estamos melhor aparelhados também para discutir um pouco com o engenheiro, isto é, se as máquinas que ele faz são melhores que as nossas ou não. Essa discussão é antes de mais nada pueril. A máquina tem qualidades que o homem jamais terá e o homem tem qualidades que a máquina jamais terá. Mas a polêmica pode nos esclarecer pontos importantes sobre nossa organização motora.

Na luta pela vida — falo dos animais e dos índios na selva — o movimento é com certeza o principal fator de sobrevivência — ou não! Em última análise, todos os seres vivos se alimentam de seres vivos e a caça é um fenômeno absolutamente central na história da vida.

MÚSCULO ESTRIADO

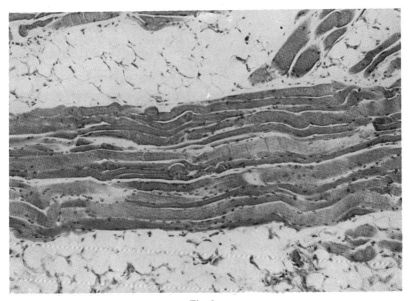

Fig. 8a

Microfoto com pequena ampliação de um corte longitudinal de músculo da língua humana. O músculo é a faixa escura horizontal do meio da foto. Acima e abaixo, tecido adiposo. Algumas fibras cortadas obliquamente podem ser vistas no canto superior à direita.

Os numerosos pontos escuros sobre as fibras musculares são seus núcleos.

O músculo contrai-se até 53% de seu comprimento (quando em repouso).

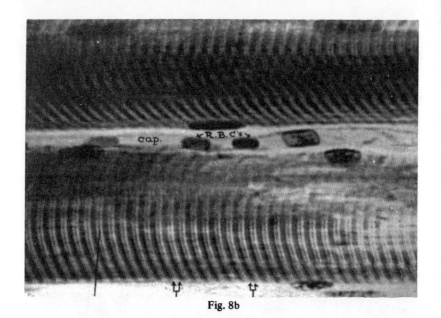

Fig. 8b

Microfoto com grande aumento, e à luz polarizada, de *duas fibras musculares* (humanas), com um capilar sangüíneo entre elas.

A *estriação* das fibras é patente, dando às mesmas aspecto de mola enrolada – pronta para encolher-se.

É notável a sensação de força potencial desta "mola".

Entre as duas fibras, um capilar sangüíneo (cap.) com glóbulos vermelhos (R. B. C.).

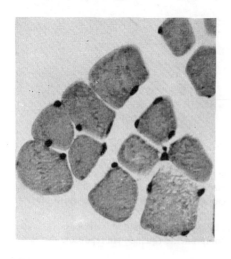

Fig. 8c

Corte transversal de um feixe de fibras musculares com médio aumento. Os núcleos ficam na periferia da fibra, que é uma célula especializada, multinucleada.

UNIDADE MOTORA (U. M.)

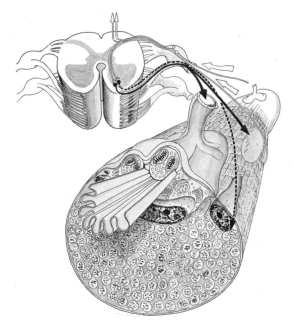

Fig. 9

A figura mostra dois segmentos da medula nervosa, um músculo seccionado ao meio e as conexões nervosas entre as duas estruturas.

No músculo, em primeiro plano, uma *placa motora*, que é a terminação de uma fibra nervosa motora no músculo. É a partir da placa, no instante de sua excitação, que se difunde muito rapidamente a *acetilcolina,* substância química responsável pela contração de todas as *fibras musculares* da Unidade Motora, que é controlada pelo neurônio motor medular (situado no corno ventral da medula).

As grandes manchas escuras junto às placas motoras são núcleos de células de Schwann. Os pequenos orgânulos escuros são mitocôndrias – os micro-motores da substância viva.

Em flechas brancas, fibras sensoriais; a da direita provém de um órgão tendinoso de *GOLGI* – sensível ao grau de tensão do músculo e suas variações; a da esquerda (junto da outra), vem de um fuso muscular – o dinamômetro do músculo

Em flechas pretas, neurônios motores. O corpo celular, na medula, está representado por um pequeno círculo. O neurônio em pontilhado – integrante do chamado *sistema gama* – atua sobre o *fuso* muscular, que é uma estrutura senso-motora, isto é, que recebe influxos motores e emite sinais de tensão; o neurônio da esquerda – integrante do *sistema alfa* – atua sobre *as fibras musculares,* fazendo com que se contraiam apenas.

Uma Unidade Motora é um conjunto de cem a 500 fibras musculares controladas por um neurônio motor.

Na figura, cada fibra muscular está representada por um pequeno círculo cheio de pontos visíveis na superfície do corte do músculo.

NEURÔNIO MOTOR MEDULAR
(CAMINHO FINAL COMUM)

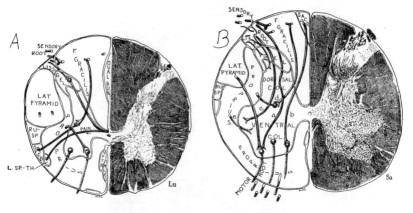

Fig. 10
Corte transversal (horizontal) da medula cervical (à esquerda) e torácica (à direita). Na metade direita das duas figuras, o que se vê quando se corta a medula em fatias finas e se tinge com corantes especiais. Na metade esquerda, esquema das conexões ou *vias* nervosas (fibras – substâncias branca) e dos *centros* nervosos (células – substância cinzenta). O processo de coloração inverte esta aparência, as fibras aparecem escuras e os centros, cinzentos. A substância cinzenta da medula se dispõe como um H, com dois cornos ou pontas ventrais (motoras) e duas dorsais.

Se olharmos as pontas ventrais com uma pequena lente, poderemos distinguir alguns neurônios individuais (os neurônios motores, de regra, são grandes quando comparados com outras células nervosas).
KRIEG, pág. 557

NÚMERO DE FIBRAS MUSCULARES E DE UNIDADES MOTORAS EM ALGUNS MÚSCULOS HUMANOS*

	número fibras musc.	número Unid. Mot.	relação fibra musc./U. Mot.
1º lumbrical (mão)	10.250	96	108
1º interósseo dorsal	40.500	119	340
Reto externo (olhos)	27.000	2.970	9
Platisma (pescoço)	27.000	1.096	25
Braquioradial (braço)	129.200	333	410
Tibial anterior (perna)	271.350	445	562
Gastrocnêmio medial (perna)	1.033.000	579	1.934

Tensão Fásica de 122 U. M. do extensor breve do polegar: 2 a 14 grs. (média 5,5 ± 2,2 grs).
* "Neuromuscular Function and Disorders", Alan J. Mc Comas, Butleworths – Londres, 1977

A caça é essencialmente um confronto entre capacidades diferentes de movimento.

Por isso, o movimento vivo é ágil, astuto, "malandro", enganador. Se ele fosse simples e direto seria previsível — e o animal, qualquer que ele fosse, estaria perdido.

O robô tradicional de novo pode despertar em nós as primeiras impressões úteis. É fácil imaginar como seria maçante uma luta entre robôs. A comparação ganharia um pouco mais em realidade se lembrássemos o guerreiro medieval com sua couraça, a qual exercia sobre seus movimentos restrições consideráveis. Ou uma briga de tartarugas — que, aliás, são muito parecidas com robôs!

O que o movimento animal e humano tem de superior ao da máquina, é a versatilidade. Basta pensar em tudo que se faz num circo, em tudo que se faz nos palcos, tanto de dança como de teatro, em tudo o que se faz nas praças esportivas, em todos os mil brinquedos que as crianças inventam, e logo chegamos à conclusão de que o número de movimentos que podemos fazer é realmente inumerável — praticamente infinito. Em contraposição, as máquinas são irremediável, clássica e tradicionalmente estúpidas: elas fazem sempre a mesma coisa e sempre do mesmo jeito. São um hábito...

Todas as nossas obliqüidades e redundâncias musculares, toda a variação de ângulo de incidência da fibra muscular sobre a alavanca óssea, respondem por essa versatilidade motora, que foi não só o principal fator de sobrevivência do homem neste planeta, como também e fundamentalmente, o principal fator que nos deu o domínio incontestável sobre as demais espécies animais.

O homem é um quadrúpede que parou de pé

Só nós conseguimos nos *pôr de pé e libertar as mãos.* Com as mãos livres fizemos todos os instrumentos que garantem nosso poder sobre as demais espécies animais. A posição erecta é mecânica biológica e, em outro nível, a essência do homem. Muitos antropólogos definem o homem, para separá-lo dos demais primatas, como "homo faber" — o homem capaz da fazer coisas.

Vamos concluir que, diante do número praticamente ilimitado de movimentos que todos nós poderíamos fazer, *nos comportamos todos como paralíticos muito graves.*

Quando se tem idéia da complexidade do nosso aparelho motor, quando se faz uma reflexão séria sobre todas as nossas possibilidades de movimento (o circo, a dança, os esportes, etc.), chegamos a esta conclusão deveras lamentável: *quase ninguém faz quase nada daquilo que poderia fazer.*

Uma conclusão paralela, igualmente importante, é a seguinte: *quase todo mundo faz muito mal aquilo que faz.* Isto é, todos nós poderíamos agir com muito mais precisão, eficiência e força!

A contrapartida dramática desta declaração, já agora aplicada ao mundo esportivo, é a seguinte: há estudos demonstrando que muitos atletas olímpicos de primeira classe apresentam posturas seriamente defeituosas e viciadas! Apesar disso, conseguem resultados brilhantes.

Minha pergunta, a mais essencial deste livro, é a seguinte: se conseguíssemos aperfeiçoar este aparelho, *até onde ele poderia ser aperfeiçoado*, quais seriam os resultados? Minha resposta, dentro do muito que já vi e aprendi, é que alcançaríamos o nível de um espetáculo inigualável — fascinante.

É por ser tão bom que nosso aparelho motor é tão mal usado.

Sentar, andar, pôr-se de pé, correr, manipular meia dúzia de objetos comuns, são coisas que nossa máquina faz com muita facilidade. De regra, as pessoas não precisam fazer mais do que isso e quando aprendem o *suficiente* param aí — ninguém exige mais.

MAS O SUFICIENTE ESTÁ MUITO LONGE DO ÓTIMO.

À custa de fazer apenas o suficiente, as pessoas limitam demais a própria movimentação e deformam demais a própria postura. Basta ver gente madura em uma praia para verificar as conseqüências da desatenção em relação à postura.

A Sensação de si mesmo

Nosso aparelho muscular é um gigantesco órgão *sensorial,* um órgão de sentido, o sentido muscular (cinestesia ou PROPRIOCEPÇÃO). Ao longo deste livro, usarei sistematicamente o termo *propriocepção*, que quer dizer *sensação de si próprio.* É exatamente o que o sentido muscular nos dá.

Vamos fazer uma ligeira digressão para compreender bem o sentido muscular, porque sem ele este livro será pouco convincente. A propriocepção é o sentido mais ignorado e esquecido dos sentidos humanos. Pouco e mal aparece nos textos de Biologia do secundário, quase ninguém ouviu falar dele e só conseguiremos estudá-lo nos textos difíceis da Neurofisiologia Experimental. Muitos dos textos usados em escolas de Educação Física passam sobre o assunto como gato sobre brasas.

O que pretendemos cultivar acima de tudo, no atleta, é a coordenação muscular. E esta coordenação só pode ser melhorada de um modo: afinando a sensibilidade muscular.

O caso é o seguinte: se eu me mexer em um quarto, na mais completa escuridão, sei exatamente qual foi o movimento que fiz e qual a posição em que estou. Não preciso ver minha mão lá em cima para saber que levantei o braço. Não preciso olhar para o pé para saber que o pus à frente. Tanto no escuro, como de olhos fechados, temos uma idéia razoável da posição do nosso corpo em conjunto e das suas várias partes umas em relação às outras.

Essa sensibilidade muscular tem órgãos específicos, nervos específicos, vias ou feixes nervosos específicos dentro do Sistema Nervoso — e complexas ligações com os centros de comando dos movimentos.

Na espessura dos tendões, na espessura dos próprios músculos e em todo o tecido conjuntivo que faz a sustentação grande e pequena do corpo, temos numerosíssimas terminações nervosas, as mais variadas, todas elas funcionando essencialmente de dois modos: como dinamômetros e como acelerômetros. Isto é, qualquer que seja o movimento que eu faça, qualquer que seja o contato que estabeleça com pessoas ou coisas, e imediatamente dezenas de milhares de pontos sensíveis situados no corpo comunicam ao Sistema Nervoso, principalmente para o cerebelo, quais as pressões que estou sofrendo, qual o grau e a direção destas pressões, qual a direção do movimento que está sendo executado e qual a velocidade deste movimento. Sem essa sensibilidade seria impossível coordenar os movimentos.

Imaginemos o operador de um guindaste, capaz de realizar os três movimentos básicos de soltar ou recolher a corda, de levantar ou baixar a lança e de girar sobre si mesmo. Imaginemos um operador situado numa cabine com todas as alavancas de controle, *porém com todos os vidros da cabine pintados de preto.* É claro que ele pode acionar o guindaste com toda a liberdade e desencadear todos os movimentos, mas é claro que lhe será impossível executar qualquer tarefa útil.

Sem saber como ele está e sem saber onde está o objeto a ser atuado, é impossível qualquer ação. Conosco passa-se o mesmo, desde que cada um dos nossos membros pode ser considerado uma espécie de guindaste complexo, e nossa cabeça a cabine de controle.

Verdade tão óbvia como esta não é compreendida pela imensa maioria das pessoas.

Mais exemplos. Ao apertar um parafuso, sabemos "intuitivamente" o esforço que é necessário acrescentar ou retirar, em função da resistência que encontramos. Ora, a resistência ao avanço de um parafuso é *sentida pelo antebraço que está atuando.*

O mesmo se diga quando martelamos um prego, ignorando a resistência inicial da madeira, que pode ser muito compacta ou muito frouxa. Dada a primeira ou segunda martelada, imediatamente ajustamos a força para as marteladas seguintes.

O manejo de qualquer ferramenta seria impossível, ou muito precário, se não *sentíssemos* o que chamamos de resistência do material a ser trabalhado.

SENSIBILIDADE MUSCULAR

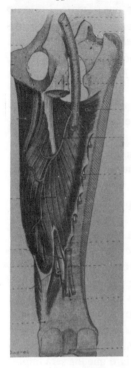

A — Visto por trás, o músculo grande adutor (humano) com o fêmur à direita. Vê-se o nervo crural (cilindro arqueado no alto e no meio da figura), do qual sai o nervo "motor" do grande adutor. Este nervo leva e traz numerosas fibras nervosas que terminam dos vários modos que a figura mostra (TESTUT).

Em L (pg. seguinte) temos um esquema mostrando a mesma coisa: os vários tipos de terminais nervosos do músculo — ver os nomes junto à figura (KRIEG).

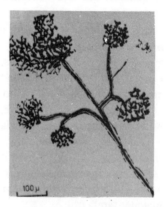

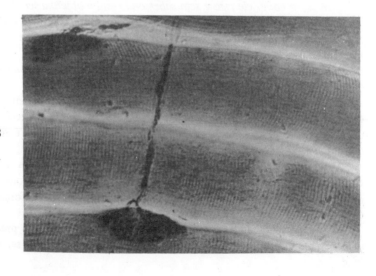

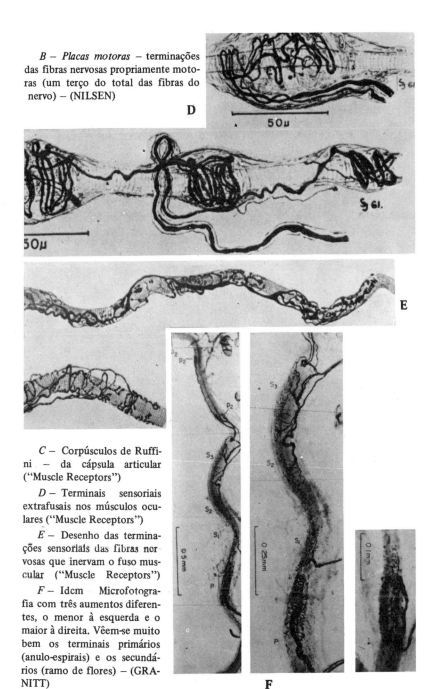

B – *Placas motoras* – terminações das fibras nervosas propriamente motoras (um terço do total das fibras do nervo) – (NILSEN)

C – Corpúsculos de Ruffini – da cápsula articular ("Muscle Receptors")

D – Terminais sensoriais extrafusais nos músculos oculares ("Muscle Receptors")

E – Desenho das terminações sensoriais das fibras nervosas que inervam o fuso muscular ("Muscle Receptors")

F – Idem Microfotografia com três aumentos diferentes, o menor à esquerda e o maior à direita. Vêem-se muito bem os terminais primários (anulo-espirais) e os secundários (ramo de flores) – (GRANITT)

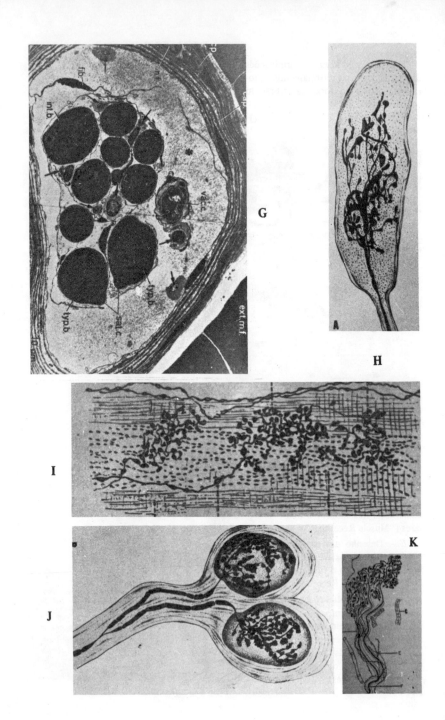

32

G — Corte microscópico de um fuso muscular na região mediana do mesmo (GRANITT)
H — Terminações de Ruffini ("Muscle Receptors")
I — Terminações nervosas das paredes arteriais (do músculo) — ou são sensitivas ou são vaso-motoras (TESTU)
J — Terminações de Ruffini ("Muscle Receptors")
K — Corpúsculos de Ruffini ("Muscle Receptors")

INERVAÇÃO DOS MÚSCULOS (KRIEG)

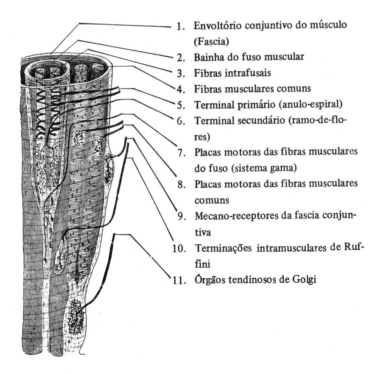

1. Envoltório conjuntivo do músculo (Fascia)
2. Bainha do fuso muscular
3. Fibras intrafusais
4. Fibras musculares comuns
5. Terminal primário (anulo-espiral)
6. Terminal secundário (ramo-de-flores)
7. Placas motoras das fibras musculares do fuso (sistema gama)
8. Placas motoras das fibras musculares comuns
9. Mecano-receptores da fascia conjuntiva
10. Terminações intramusculares de Ruffini
11. Órgãos tendinosos de Golgi

L

Os olhos não dizem nada sobre a resistência, a densidade ou — genericamente — sobre as propriedades mecânicas dos materiais e objetos. É só trabalhando com eles, carregando-os, manipulando-os, atuando com ferramentas sobre eles, que vamos *sentindo* esta qualidade essencial do peso, da consistência e da resistência dos materiais e dos objetos. Todos estes dados nos são dados pela sensibilidade muscular, pela capacidade que temos de perceber *a quantidade e a qualidade (organização) dos esforços que fazemos* ao atuar sobre ou com o objeto (na verdade, de perceber a diferença entre o esforço que fizemos e a resistência que o material opôs).

Tudo isto são *medidas* muito precisas que nos são dadas pelo sentido muscular.

Que há muitos modos de realizar a mesma ação o leitor sabia muito bem antes de eu dizer — porque ele já *sentiu* este princípio.

Proponho ao leitor uma experiência simples para recordar esta verdade.

Tomemos uma vassoura com as duas mãos e vamos usá-la com se fosse uma lança contra a parede. Vamos achar qual a posição que nos permite fazer a maior força possível contra a parede (força *mantida*).

Verificar:

- qual o ângulo ideal da vassoura com a parede?
- quais os ângulos melhores entre os braços e os ombros?
- quais os ângulos melhores entre os antebraços e os braços?
- qual a distância ótima entre as mãos?
- qual a distância ótima entre a mão e a parede?
- qual a disposição das pernas?
- qual a inclinação ideal do corpo?
- qual a distância ótima entre os pés?

O que nos permite encontrar a solução ideal para cada uma destas tarefas é a propriocepção. Diga-se desde já: a posição ideal organiza tanto linhas de esforço como linhas de peso.

FORÇA BRUTA E FORÇA INTELIGENTE

Há uma lei fundamental que descreve as relações entre *a sensibilidade muscular* e a *coordenação motora* — de há muito conhecida e ela também da experiência de todos.

QUANTO MAIOR O *ESFORÇO* MUSCULAR, PIOR A *SENSIBILIDADE* MUSCULAR E VICE-VERSA

Se estou carregando uma pilha de 15 pratos e se alguém acrescentar mais um, é provável que eu não perceba o acréscimo de peso. Mas se eu estiver segurando um pires na mão e alguém acrescentar uma colherinha, mesmo pequena, com certeza sentirei a diferença de peso. (Claro que, nesta experiência, estou supondo que a pessoa não está *vendo* o fato — está apenas *sentindo*.)

Basta compreender com clareza este princípio, *para condenar automaticamente dois terços de todos os treinamentos esportivos e de todas as aulas de Educação Física que são feitas no mundo inteiro*. A maioria destes exercícios envolve movimentos feitos com força inutilmente excessiva — "energia, rapaz!" O que verdadeiramente se consegue com este tipo de exercício é um embrutecimento da sensibilidade e sua conseqüência inevitável: piora da coordenação motora! Além disso, a maioria deles são repetitivos e visam a automatização — que é o oposto da sensibilidade. Há muitos modos de repetir um gesto e, quando se pretende melhorar a eficiência do gesto, a repetição terá que ser feita com presença, com atenção — o que só se consegue quando a pessoa está *interessada* no exercício.

Toda esta exercitação, tradicionalmente forte, máscula, viril, enérgica, serve para modelar corpos relativamente agradáveis para os olhos (dentro de certos padrões), mas não melhoram de forma nenhuma a sensibilidade muscular, nem a sensibilidade pessoal, nem a coordenação.

Esta ginástica, como é sobejamente conhecida de todos, traz consigo um definido embrutecimento do atleta. Queiram ou não, e apesar do interesse gigantesco das pessoas nos esportes — cerca de 1/4 do tempo e do espaço de todos os meios de comunicação de massa são tomados por espetáculos e notícias esportivas — este ainda é visto pela maioria como uma atividade boa para indivíduos inferiores, que apenas "desenvolvem o físico".

Inclusive nas escolas de Educação Física, onde se aprende principalmente regras de jogos e pouco de fundamentação científica da movimentação humana; mesmo nestas escolas predomina, de há muito, *na própria atitude dos alunos,* um jeitão de quem diz: cuidado comigo que eu sou forte e bruto (no campo).

Entre os universitários, os da Educação Física são tidos como os menos bem dotados intelectualmente. Como se não bastasse *sofrer* desta fama desagradável, *parece que os próprios alunos de Educação Física assumem esta acusação* e têm certo prazer em se apresentar, nos modos de andar e de exprimir-se, como indivíduos mais ou menos toscos, chegando às vezes até ao grotesco.

Se numa certa escola de Educação Física se viesse a cultivar a movimentação fina, delicada e precisa, esta escola passaria a sofrer má fama. Surgiria imediatamente o boato tradicional da efeminação ou de bichice.

No nosso mundo ainda predomina por demais a noção de que esporte é uma coisa grosseira — de macho.

35

Nossos movimentos podem ser executados *sob controle da sensibilidade muscular, como podem ser executados sob controle visual*. Posso cobrar de mim um determinado resultado, digamos, acertar uma bola num cesto. Sempre que a bola chega ao cesto, considero a missão cumprida. Se pretendo ser um bom cestobolista, fico encestando a bola um milhão de vezes, até conseguir encestá-la na maior parte das tentativas. Ao conseguir este resultado — que faz de mim um bom cestobolista — posso estar estropiando consideravelmente meu organismo, se não cuidar da *MANEIRA* como arremesso, *do jeito de corpo que uso* para manejar o braço e a bola.

Preciso considerar como trabalha MINHA máquina, quando ela executa esta tarefa. Não faz bem, nem é rendoso, desenvolver posições retorcidas ou forçadas com o corpo a fim de conseguir o resultado desejado. No entanto, se eu estiver muito empenhado e nem um pouco esclarecido, posso chegar a ser um cestobolista razoável na mesma medida em que estou entortando completamente minha postura e forçando todos os meus movimentos.

É pelo fato de o controle da coordenação motora ser duplo — visual e proprioceptivo — que a desgraça se completa. Claro que, se o único controle motor fosse a sensibilidade muscular, ninguém faria os exercícios usuais (geralmente estúpidos). Temos sempre em mente o resultado, o objetivo, o tempo, a competição. E inteiramente voltados para fora, para o resultado, não *temos quase consideração nenhuma pelo corpo do personagem que obtém este resultado.*

Uma das conseqüências, como dissemos, é a péssima postura, mesmo de atletas de primeira linha.

A segunda conseqüência é o número incrível de entorses e maus jeitos — até fraturas! — que professores de Educação Física conseguem, nos seus treinamentos esportivos...

Ainda importante é a incidência de reumatismos extensos em pessoas que se deram a uma intensa atividade física durante anos a fio — e que, portanto, "deveriam" ser saudáveis.

NÃO BASTA MOVER-SE. NÃO ADIANTA MOVER-SE MUITO. É PRECISO MOVER-SE BEM.
PARA MOVER-SE BEM NÃO BASTA VER O RESULTADO. É PRECISO SENTIR (PROPRIOSENTIR) A ORGANIZAÇÃO INTERNA DO MOVIMENTO, SENTIR *COMO AQUELE RESULTADO FOI CONSEGUIDO.*

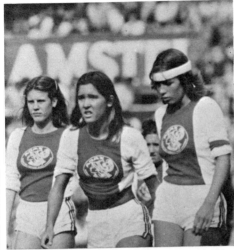

Fig. 12-a

Holandesas que se fizeram jogadoras de futebol. Note-se a cara de enfezamento e a atitude truculenta, "de briga".

Compare-se com a figura elegante na página seguinte - 12-c.

Dois mundos — o de fora e o de dentro. A organização corporal interessada em *pagar qualquer preço* por um resultado e a organização corporal interessada na coordenação perfeita.

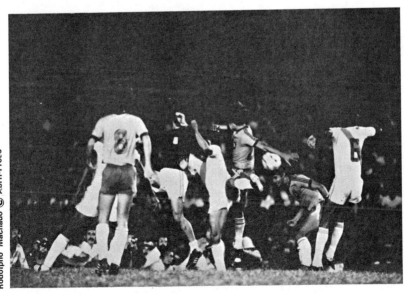

Fig. 12-b

37

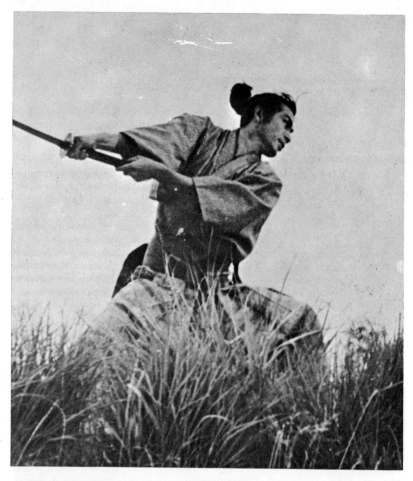

O "fecha" e o samurai. **Fig. 12-c**

As duas situações fotografadas não são comparáveis. O samurai enfrenta um oponente, ao passo que vários jogadores visam alcançar a bola, dividem-se em dois partidos, e estão muito próximos, tendo chegado à cena do "fecha" na corrida (evitando uma colisão na freada). É comum às duas cenas a alta velocidade dos movimentos. O samurai está "centrado" em si mesmo, calmo (face séria e atenta), bem plantado no chão; imprime velocidade à espada à custa de um movimento global de *rotação* do corpo. Já os atletas estão num "salve-se quem puder", desorganizado no conjunto, no movimento e na posição de cada jogador que se comporta como se estivesse sozinho, quase sem ligação com o conjunto. Cada um pára de pé do jeito que dá. Rostos contorcidos e gestos *crispados,* desperdiçando enorme esforço. São duas boas impressões a respeito do que queremos dizer neste livro: a colocação em função de si mesmo (propriocepção), e a colocação em função do objeto e do objetivo (colocação pelo visual apenas). Os orientais estudaram na prática com muito mais cuidado do que nós as capacidades de movimento de nosso corpo. No entanto, nossos estudos de fisiologia do movimento são uma obra-prima da pesquisa científica — tão característica do Ocidente.

Último reparo: 9 vezes em 10, quando as pessoas vão "fazer ginástica", o espírito (!) da coisa é: "Nada de moleza. Força! Puxe ao máximo, estique o mais que puder, faça bem depressa, não pare!" A "boa" ginástica dos trogloditas que somos nós, é aquela que no dia seguinte não deixa a gente levantar da cama — de tão dolorido que está o corpo.

Isto é ginástica ou autotortura? É amor por si mesmo — ou ódio?

Estendemo-nos sobre esta questão porque de regra ela é omitida nas opiniões e textos usuais; e porque a essência de nossa proposta é esta: cultivar a sensibilidade muscular até seu extremo limite na convicção de que, procedendo assim, alcançaremos ao mesmo tempo o máximo da coordenação motora.

Ninguém discute: todo e qualquer desempenho esportivo depende da coordenação motora.

QUEREMOS DEIXAR CLARO, DE UMA VEZ POR TODAS, QUE NOSSA PROPOSTA DE TREINAMENTO NÃO SE REFERE NEM À TÁTICA, NEM AO TREINAMENTO DE RESISTÊNCIA DO ATLETA; CUIDAREMOS *EXCLUSIVAMENTE* DE REFINAR SUA ORGANIZAÇÃO MOTORA E LEVAR SUA CAPACIDADE ATÉ SEU EXTREMO LIMITE DE PERFEIÇÃO.

A equipe de treinamento, portanto, deverá contar com um treinador tático e estratégico, deverá contar com um preparador físico em matéria de resistência. Os exercícios provadamente úteis, que já estão sendo feitos com os atletas, continuarão a ser feitos. Os exercícios que vamos propor serão *acrescentados* ou *somados* ao treinamento que o atleta faz presentemente.

Não se trata de substituir o treinamento atual, mas de completá-lo.

CAPÍTULO II

MÉTODO CIENTÍFICO PARA APRENDER O CHUTE E O PASSE

Comecemos descrevendo a situação de treinamento.

Precisamos dispor de uma parede de alvenaria cimentada, bem plana, com 3 metros de altura e 9 metros de largura. Junto a esta parede, precisamos dispor de um amplo espaço livre que tenha pelo menos 9 metros de comprimento e uma largura de 10 metros ou mais. No centro aproximado desta parede, a cerca de meio metro do chão, pintaremos *um círculo preto*, cujo diâmetro é igual ao diâmetro da bola que se irá usar, menos um centímetro; isto é, se a bola tiver 40 centímetros de diâmetro, o círculo negro da parede terá 39 centímetros de diâmetro.

Inicialmente, usaremos uma bola de plástico *maior e mais leve* do que a bola de futebol. Esta bola deverá ser de boa fabricação, com paredes de espessura homogênea, a fim de evitar efeitos e desvios imprevisíveis. A bola será *branca*.

O atleta, a 3 ou 4 metros de distância da parede, será convidado a chutar do jeito que quiser, levando em conta sempre *que sua meta é fazer desaparecer o círculo preto com sua bola branca.* É claro que toda a vez que o círculo preto desaparecer completamente, é porque o chute acertou o alvo em cheio.

Cinco a dez centímetros acima do centro do círculo preto, pintaremos *uma cruz* com cerca de 5/5 centímetros nos dois braços iguais, com *traços negros* de 1 centímetro de espessura.

Esta cruz servirá de alvo para o *olhar* do atleta. Sabemos que o olhar é o organizador primário do movimento. Fitando a cruz, o atleta chutará a bola com a intenção de apagar o círculo preto com sua bola branca.

O atleta ficará neste treinamento durante uns tantos minutos, enquanto estiver interessado no desafio e realizando o treinamento com prazer.

ESTE PONTO É FUNDAMENTAL: REALIZAR ESFOR-
ÇOS VOLUNTÁRIOS SEM INTERESSE, LEVA RAPI-
DAMENTE À AUTOMATIZAÇÃO E À INCONSCIÊN-
CIA DO MOVIMENTO QUE ESTÁ SENDO FEITO.

Do momento em que o gesto fica maquinal em diante, ele já é pouco susceptível de correção ou modificação. Pode até ser exato, mas é cego, ele sofrerá de um baixo nível de adaptação ou de versatilidade. Em vez de o atleta se adaptar à situação, ele tem que ficar *esperando* (e torcendo!) para que aconteça a situação na qual ele é capaz.

EM TODOS OS NOSSOS EXERCÍCIOS O PRAZER E O
GOSTO DO ATLETA FORNECERÃO O CRITÉRIO
BÁSICO PARA MARCAR OS TEMPOS DE EXERCÍCIO.

Ele brincará enquanto estiver interessado. Quando se aborrecer de um exercício, passar-se-á para uma variante do mesmo, ou modificar-se-ão as variáveis da situação, a fim de reacender o interesse.

Esta situação oferece condições especiais de aprendizado. A principal delas é *o controle sistemático de erro.* Toda a automação das máquinas e todos os canhões antiaéreos do fim da 2ª Guerra Mundial gozavam desta propriedade especial de corrigir os próprios erros, usando a cada tiro o erro do tiro prévio. O atleta está vendo a cada instante se acertou ou não.

Perguntar-se-á logo de saída: por que uma bola diferente da de futebol? Não será antes contraproducente treinar com uma bola diferente da que vai ser usada em jogo? Sim e não. O atleta não se limitará a treinar com a bola de plástico — como logo veremos. Mas é importante que *comece a treinar com ela porque, sendo mais leve e maior, ela se move mais lentamente.* A resistência do ar retarda seu movimento.

O fato de a bola se mover "em câmara lenta", permite perceber coisas importantes: o atleta poderá apreciar melhor a trajetória da bola e o resultado do chute. Mais importante do que isto, porém, é o fato de o atleta, devido *à relativa lentidão* da movimentação da bola, *poder tomar consciência de si mesmo, perceber* com clareza e facilidade a *posição que o corpo assume ao desferir o chute, as inclinações do corpo, os equilíbrios que o esforço de chutar produzem nele.*

O que acontece depressa não pode ser bem percebido

Mesmo movimentos simples envolvem um grande número de empurrões e freadas musculares em muitas regiões do corpo simultaneamente. Se estamos em movimentação rápida, percebemos sempre e apenas *o resultado final*, mas não conseguimos perceber o *processo interno de organização de esforços* que produziu a movimentação da bola. Para PERCEBER como o corpo se move é essencial mover-se devagar — de início. Por isso a bola é leve.

Assim o atleta terá oportunidade de estudar as mil posições que o corpo assume quando se vai dar um chute: como conseguir o apoio preciso da perna de apoio, qual a abertura mais favorável das pernas no momento em que o impulso para o chute começa, qual a posição dos braços para equilibrar o corpo, qual o ângulo da perna de apoio que freia melhor o giro da bacia que vai junto com o chute, qual o giro de ombros que compensa ou equilibra o giro da bacia, e assim sucessivamente.

Estas coisas descritas com palavras são muito complicadas, mas percebê-las é mais simples. O atleta não treinará sozinho, mas sempre acompanhado de um instrutor, que irá chamando sua atenção para estes pontos.

Espera-se, no fim, que ele consiga acertar sistematicamente o chute no círculo negro e que antecipe com segurança a posição *exata* do corpo para desferir cada tipo de chute com precisão máxima.

Depois que o atleta se aborrecer com este exercício, começamos a alterar todas as variáveis da situação. Em dias sucessivos, ou em treinamentos sucessivos, ele passará a acertar num círculo preto, *que vai se situando em várias posições*. Apaga-se o do dia anterior e risca-se um novo círculo preto, mais baixo, junto ao chão, depois mais alto do que o anterior e assim sucessivamente. Sempre se fará o círculo mais a cruz, logo acima dele. O atleta vai assim estudando e aprendendo chutes em várias alturas.

Outra variável é *a distância do atleta em relação à parede*. Ele começará de 3 a 4 metros, depois treinará distâncias sucessivamente maiores, até 10, no limite até 15 metros — ou mais.

Depois de ter variado a altura do alvo e a distância do chute, variamos também *as bolas*. Gradualmente, iremos reduzindo o tamanho da bola ou aumentando seu peso, até alcançar o tamanho da bola oficial e o peso da bola oficial de futebol. Porém, mesmo no treinamento adiantado, periodicamente ele voltará à bola de plástico, a fim de ir corrigindo eventuais defeitos de colocação de corpo, ou de coordenação da perna no chute.

Por vezes, chutará uma bola *menor e mais pesada* que a oficial, para aprender a dar maior velocidade ao chute.

Outra variável é *a consistência do chão.* Partindo de um chão duro, do tipo de ginásio esportivo ou de futebol de salão, em outras ocasiões o atleta se moverá em um chão às vezes arenoso, eventualmente até lamacento e terminará treinando mais freqüentemente num chão o mais parecido possível com o de um gramado.

Assim nós *dissociamos* todas as variáveis da situação chute, e o atleta tem a oportunidade de experimentá-la *uma por uma*, inclusive em câmara lenta. Acreditamos que, depois de haver treinado sistematicamente desse jeito,

O ATLETA SERÁ CAPAZ DE PÔR A BOLA ONDE PUSER OS OLHOS – COM TODA A FORÇA!

Convém tornar explícito que *a força* do chute é, em parte, função *da distância* da qual o atleta chutará na parede. Estando próximo ele chuta mais devagar, e estando longe ele chuta com maior força.

Se quisermos refinar a experiência ao máximo, então teremos que acrescentar um dispositivo a mais no nosso equipamento. Na área do círculo negro deverá ser cavado um buraco com maiores dimensões e, no lugar do buraco, instalada uma placa circular com mola atrás. Deste modo, quando a bola impactar no círculo negro, o círculo cede e com isto a bola perde impulso, e volta para os pés do atleta com força menor.

Variando as propriedades elásticas das molas, poderemos fazer com que o atleta aprenda a graduar, com precisão, a força do chute. Sua tarefa é de novo acertar o círculo preto, porém com uma força tal *que a bola volte para seus pés.*

Mais uma variável surgirá espontaneamente durante o treinamento das demais variáveis: *obliqüidade do chute em relação à parede.* Solicitaremos do atleta que chute diretamente no círculo negro estando na frente dele, como convidá-lo-emos a chutar de ângulos cada vez mais abertos em relação a esta perpendicular, que vai dos seus pés até a parede, cruzando aí a perpendicular que desce do centro do círculo negro até o chão.

Outras variáveis deverão ser exploradas: a direção, a velocidade e o modo *de chegada da bola aos pés do jogador antes do chute* (modo de chegada: rasante leve, rasante forte, "pingando", a meia altura, do alto).

Um tubo de metal leve, de diâmetro pouco maior que a bola e com três metros de comprimento, nos permitirá resolver estas três variáveis, *uma por uma. Cheio de bolas* e suspenso ao teto por dois fios, ele irá alimentando o jogador com bolas sucessivas que vêm sempre *da mesma* direção, do mesmo modo e com a mesma força.

Mudando a posição do tubo, muda a direção, a velocidade e o modo de chegada da bola.

É preciso treinar chutes *com gente atrapalhando* — que é a situação mais freqüente no campo.

Para isso, nada melhor do que outro atleta, postado entre o primeiro e a parede.

Mas aqui também seremos sistemáticos.

De início e durante muito tempo, os dois atletas brincarão de *câmara lenta,* fazendo o que fariam em campo, porém devagar — e com a bola leve. Por vezes, até sem bola.

Aos poucos iriam acelerando até atingir a velocidade máxima.

Aqui também seria útil usar cinema (ver adiante — cap. VI), com jogadores de defesa *filmados de frente.* Depois o filme seria projetado sobre a parede. O atleta em treinamento teria que se haver com esses "fantasmas".

As vantagens do filme é que ele pode ser rodado em velocidade normal ou devagar, pode ser repetido mais vezes, *sempre* igual, pode ser *parado* (para ser estudado). O chutador faria diante do filme tudo o que se descreve no citado capítulo — com iguais resultados.

Aprendendo a "matar" a bola

O mesmo sistema pode ser usado para que o indivíduo treine a "matada" de bola. Cada vez que ele chutar a bola até a parede, a bola virá de volta e ele terá que rebatê-la ou "matá-la" de algum modo. No entanto, este treinamento também deve ser separado dos outros, isto é, o atleta terá que um dia treinar o chute e em outro dia treinar "matar" a bola. A razão básica é que o corpo se arruma de um jeito para chutar, e de outro, *inteiramente diferente,* para "matar" a bola; e é muito importante que o atleta treine as *duas alternativas. O uso do* cano alimentador também será útil.

47

A cabeçada

O mesmo esquema básico serve ainda para o aprendizado da cabeçada. É claro que a cabeçada é tão útil quanto o chute: ela é "boa" na medida em que tem força e direção bem determinadas. Neste sentido, todo o sistema de controle automático de erros serve tão bem à cabeçada quanto ao chute.

Chapéus e lençóis

O atleta poderá treinar os famosos "chapéus" e os chutes que cobrem o oponente com o mesmo dispositivo experimental, ligeiramente modificado. O paredão deverá ser mais alto e o círculo preto também desenhado bastante alto. O atleta estará *sempre* a 5 metros, *no máximo*, do paredão.

Nesta conjuntura, todo chute é parabólico e, treinando deste modo, o atleta conseguirá, quando em jogo, cobrir o oponente sempre que conveniente ou necessário.

A cruz preta que é o alvo do olhar estará, neste caso, *embaixo do círculo preto*.

O passe

Quase tudo que dissemos sobre o aprendizado do chute pode ser usado para o aprendizado do passe, que é uma variedade do chute. Um passe é um chute em movimento — na direção de um companheiro.

Para aprendê-lo, instalaremos, num campo de futebol, dois trilhos bem nivelados. Sobre eles instalaremos um carrinho, e sobre o carrinho instalaremos uma tabela de aproximadamente três metros de altura por três de comprimento.

A parede, que chamaremos de tabela, deverá ser como a outra, rígida e lisa. Deverá ser branca e sobre ela pintaremos nosso círculo preto sempre um centímetro menor do que a bola correspondente. Sobre o círculo preto uma pequena cruz preta, alvo para os olhos.

O atleta, a três ou quatro metros do carrinho, será convidado a fazer tabela com a tabela do carrinho. Inicialmente, usaremos a bola grande e leve.

O carrinho, porém, estará em movimento. Nas primeiras vezes, seu movimento será lento e a cada novo treinamento aumentaremos sua velocidade — conservando-a, porém, *constante*. Só depois que o atleta estiver bem treinado é que passaremos a mover o carrinho de forma irregular, com acelerações ou freadas inesperadas, para que o atleta aprenda a se adaptar a estas variações de velocidade do jogo.

No fim do treinamento, inclusive, faremos, às vezes, corridas muito aceleradas do carrinho, até superiores às que se verificam no jogo. Em todas as velocidades, repetiremos as variações de diâmetro e peso de bola, distância de chute, círculo preto com molas atrás, variedade de solos sobre os quais o atleta corre, etc.

Seria desejável o seguinte acréscimo para melhorar ainda mais o aprendizado. Tanto adiante como atrás do círculo preto desenhado na tabela, recortaremos dois perfis humanos em madeira compensada, imitando dois jogadores de futebol — em tamanho natural.

Os bonecos poderão ser simplesmente pintados na tabela, em atitude de corrida, como poderão ser feitos de peças articuladas, nos ombros, nas cadeiras, nos cotovelos e nos joelhos, e assim dotados de certa espécie de movimentação, sincronizada com os movimentos do carrinho e ligadas ao mesmo motor que move o carrinho. O círculo preto estará situado sempre entre estes bonecos que imitam jogadores — inclusive entre suas pernas. A finalidade é óbvia: dar ao treinamento de passe um toque a mais de realismo, desde que nove vezes em dez o passe de um jogador de futebol tem que passar através de um, dois ou mais oponentes.

Também no treinamento de passe, faremos depois os ensaios de câmara-lenta, de olhos fechados e os ensaios de imaginação — que adiante são descritos com vagar.

Convém refletir um pouco sobre a vantagem deste treinamento. Nas circunstâncias usuais em que o atleta chuta, em jogo ou treinando chute a gol, todas as variáveis que separamos uma por uma no treinamento, *atuam simultaneamente.* É difícil para seu Sistema Nervoso discriminar com precisão qual a influência de cada um destes fatores. Daí ele ter de fazer um número inacreditável de tentativas para aprender a colocar a bola com precisão.

Tornaremos este ponto mais claro com duas comparações. As pedras, que rolam durante milênios pelo leito de um rio, podem, por acaso, adquirir a forma de uma cabeça de machado. Acentuemos o fato: que rolam durante *milênios.* No entanto, se um homem trabalhar deliberadamente uma pedra, conseguirá o mesmo resultado *com uma hora de trabalho.*

Essa é a diferença essencial entre o treinamento dirigido e o treinamento aleatório. Em outras palavras, é a diferença de tempo para se conseguir um certo resultado quando se planeja com cuidado a obtenção do mesmo, e quando vamos fazendo tentativas cegas para ver se de repente dá certo.

Algo semelhante acontece com todos nós, no correr de nossa vida, nas ações mais comezinhas, como andar, por exemplo. É claro que todos nós aprendemos a andar, que as crianças aprendem a andar sem grandes dificuldades. Mas como não temos nenhum treinamento sistemático para aprender a andar, todos aprendemos a andar mal. É indiscutível que a postura da maioria das pessoas é de sofrível para má, como sua marcha; a respiração nem se fala. Estas ações cotidianas (muito freqüentes), realizadas com esforços impróprios, redundam com o correr do tempo em deformações bem perceptíveis dos corpos e em um sem-número de distúrbios psicossomáticos.

Acredita-se hoje que a principal "causa" dos chamados reumatismos crônicos seja essencialmente um mau uso do aparelho motor.

Deixados *ao acaso,* todos nós aprendemos a fazer o que fazemos pouco e mal, porque os *modelos* que seguimos (lembremos os meninos-lobos que só sabiam andar de quatro!) são maus, porque ninguém se preocupa em mostrar para a criança como é a boa marcha e, enfim, porque a boa postura, no homem, NÃO É NATURAL — mas uma conquista voluntária. Os índios, por exemplo, têm postura tão precária quanto os civilizados. Se fôssemos alertados e treinados em relação aos fatores *internos* da movimentação, todos nos moveríamos com maior graça, precisão — e saúde!

Em conclusão

O que o treinamento faz: substituir acertos e erros feitos *por acaso,* que é *o método natural* de aprender as coisas, por um método *científico,* que consiste em isolar todas as variáveis de um fato e exercitar-se em cada uma delas separadamente.

O segundo aspecto fundamental do nosso treinamento é o fato de com ele se conseguir *câmara lenta,* sem a qual é impossível *sentir* a organização interna do movimento. Esta organização é por demais complexa e para percebê-la é preciso *tempo* — isto é, os movimentos precisam ser *lentos.*

CAPÍTULO III

APERFEIÇOAMENTO DA DISCRIMINAÇÃO NO CAMPO ACÚSTICO RETROVISUAL (OU: COMO VER O QUE ESTÁ ATRÁS)

Os nomes complicados estão no lugar de uma coisa simples.

Vemos tudo que está na nossa frente e muito do que está aos nossos lados, mas não podemos ver o que está atrás de nós.

Nosso campo visual é praticamente igual a uma meia esfera, cujo centro está nos olhos.

Incidentalmente: o *raio* desta esfera é de milhões de anos-luz!

É fácil imaginar alguns dispositivos simples que permitam ao atleta conseguir uma boa localização, pelo ouvido, de coisas importantes que acontecem atrás dele. Com isto, poderão se prevenir de um eventual oponente que se achegue por trás, poderão avaliar com certa precisão a posição de um companheiro que também vem correndo e assim atuar mais adequadamente — sem ter que *olhar* para trás.

É da experiência de todos, em automóvel, e mais particularmente ainda, em bicicleta, que quando a gente olha para trás, o corpo inteiro sofre uma modificação considerável na disposição das suas tensões musculares. Ao olhar para trás a gente perde a direção. As tensões dos músculos do pescoço são um dos sensores posturais, sensores que assinalam a posição relativa da cabeça em relação ao tronco e que agem *automaticamente* sobre as tensões musculares das pernas e dos braços.

O movimento de olhar para trás, além de fazer perder a visão de frente, perturba tudo o que esteja acontecendo no corpo.

O atleta que vem correndo e, na incerteza, olha para trás, está perdendo décimos de segundo preciosos; além disso, está desorganizando perigosamente seu movimento, num momento em que esta organização tem que ser muito precisa.

Estas são as razões para que o atleta aprenda a perceber o que acontece atrás dele *sem olhar para trás.*

Um método bastante simples pode ser imaginado para isso.

Vamos usar de novo, inicialmente, uma quadra esportiva de bola-ao-cesto ou futebol de salão. Teremos junto à parede um espelho retangular com cerca de 1 m.^{2}

O atleta em treinamento situar-se-á de frente para o espe-

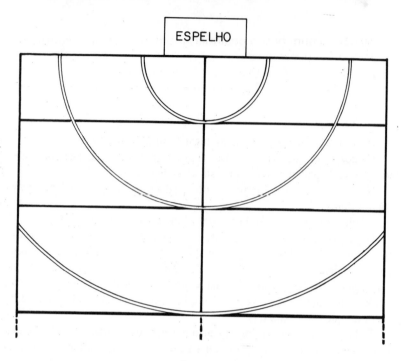

Fig. 13

Quadra preparada para melhorar a discriminação acústica em relação ao espaço retro-visual

lho e de costas para o salão. Estará próximo do espelho — não mais que 30 cm. Ao seu lado o treinador, e, na quadra, atrás dele, um companheiro que irá colaborar no exercício. É interessante que o chão do ginásio tenha grandes quadrados pintados no chão.

É como se o atleta estivesse em um dos pólos do globo, com meridianos e paralelos partindo dos seus pés; as malhas, desta rede deverão ser largas e pouco numerosas (ver fig. 13).

Num jogo de futebol há uma série de ruídos, como o bater dos pés do atleta no chão, e os gritos que os jogadores trocam entre si. Usaremos então a batida de pés no chão e um grito mais ou menos estandardizado para localizar o atleta que está colaborando no treinamento.

Este atleta fará corridas aleatórias — sem regra — de poucos metros cada uma, batendo firmemente os pés no chão e se deterá num ponto qualquer, momento em que emitirá um grito bem determinado.

Entenderemos melhor o exercício descrevendo as instruções que o treinador dará ao atleta em treinamento: "fique olhando no espelho e observe." Fará um sinal para o atleta colaborador, que dará uma corrida, uma parada e um grito. Fará outro sinal e o atleta colaborador repetirá a corrida e o grito.

Em seguida, o treinador dirá para o atleta em treinamento: "agora feche os olhos." Fará um sinal para o atleta colaborador que novamente correrá numa direção qualquer e parará num ponto, dando um grito.

O treinador dirá para o treinando: *"imagine em que lugar está seu companheiro"*. Depois de um instante, o instrutor dirá: "Abra os olhos e verifique." O atleta obedecerá às instruções, fechará os olhos de novo e o treinamento prosseguirá com novas corridas do colaborador e novas estimativas feitas de olhos fechados — sobre a posição do companheiro — logo seguidas de verificações, com os olhos abertos.

É fácil imaginar que, treinando uns poucos minutos por dia, durante uma porção de dias, o indivíduo vai conseguindo um mapa acústico cada dia mais exato do espaço que ele não pode ver. Espera-se com o treinamento que o indivíduo consiga com tanta clareza *imaginar* o que ele *não vê* atrás de si, quanto a clareza que ele conseguiria *se voltasse a cabeça e olhasse* — porém, sem os inconvenientes desse movimento.

Já existem algumas experiências de laboratório mostrando, em outras circunstâncias, que quando um indivíduo tem marcas definidas para avaliar distâncias entre ele e um certo ponto, aos poucos consegue avaliações cada vez mais precisas. Estas experiências se referem, porém, exclusivamente aos olhos (não aos ouvidos).

De outra parte, sabemos bem que nossos ouvidos têm uma certa capacidade de localizar o ponto ou a fonte de um som, mesmo quando ele vem de trás, ou mesmo quando estamos de olhos fechados. O fato de termos dois ouvidos separados por uma certa distância, permite que eles funcionem mais ou menos como um telêmetro. Como o som chega com um ligeiro atraso no ouvido mais distante da fonte do ruído, essa diferença de chegada de som nos dois ouvidos nos permite localizar a fonte do ruído.

Com nossa experiência, pretendemos apenas afinar esta aptidão que todos temos.

Experiência tão simples quanto esta, tão fácil de imaginar, parece muito promissora para o futebol. No entanto, não temos notícia de ninguém que tivesse tentado estas coisas.

POR QUE TORCEDORES?

Por que é que a torcida se chama torcida?

A torcida se chama torcida por que ela se torce...

Isto é, o espectador, assistindo ao jogo lá embaixo, de algum modo entra nele e se move junto com os jogadores. Mas, ao mesmo tempo em que se move, ele se segura — é claro. Daí as torceduras de seu corpo.

Convém acentuar que o torcedor assiste ao jogo, de regra, de um *plano superior* ao dos jogadores, o que lhe permite *ver o conjunto* — o que *nunca acontece* com os jogadores que estão lá, cercados de inimigos por todos os lados... Daí o torcedor, muitas vezes, ficar indignado com seu time sem razão nenhuma. É que ele, lá de cima, está vendo muito bem o que precisava ser feito. Mas quem está na arena não tem a mesma visão e não pode acertar tão bem. É esta, aliás, a origem desta sensação tão persistente na maioria dos brasileiros, ou seja, de que eles sabem futebol mais do que os tratadistas, do que os técnicos e do que os próprios jogadores. É que eles estão sempre vendo de longe e de cima — ou das arquibancadas, ou da televisão. Neste sentido é inegável que eles sabem mais do que os jogadores...

Aqui encontramos confirmação para nossa tese de que tudo que nos entra pelos olhos se propaga para o corpo. (Cap. IV).

Se o espectador que se considera tranqüilo (o torcedor que não se torce) assistisse a um jogo com várias agulhas de eletromiógrafo espetadas no corpo, descobriria que ele também se torce — de modo mais discreto (o que segura é mais forte que o que imita...).

Todos os nossos exercícios com cenas de jogo filmadas, pretende *ampliar* e explorar sistematicamente esta tendência incoercível à identificação com o que vemos — à nossa tendência a *fazer junto (fazer igual)* com o outro.

CAPÍTULO IV

OS OLHOS, OS MOVIMENTOS E A IMAGINAÇÃO

Nas atas do último Congresso Internacional de Educação Física, realizado em Munique, juntamente com a última Olimpíada Mundial, há cerca de 50 páginas (num total de 1.200) dedicadas ao uso da imaginação no treinamento esportivo.

No Ocidente, esse fato marca uma mudança importante de direção do pensamento esportivo, do pensamento psicológico e do filosófico.

No Oriente, de há muito se usa a imaginação numa função auto-educativa. De longa data se pratica na Índia a contemplação de figuras desenhadas com todo cuidado, contemplação esta que de algum modo redundaria no acontecer, dentro do indivíduo, no seu ser, daquilo que a figura contemplada representa.

Para o hindu é evidente que o que entra pelos olhos se faz no corpo — ou que O CORPO RESPONDE a tudo o que se vê.

As crianças também. Basta observar crianças e logo percebemos que, com as mãos, com o corpo todo, fazendo caretas e emitindo sons, as crianças imitam tudo que de novo lhes aparece pela frente.

Também o aprendizado da maior parte das atividades comuns se faz por contemplação espontânea.

A melhor maneira de aprender a dançar é certamente pôr-se diante de alguém que esteja dançando — e olhar. Pouco depois o indivíduo como que deixando-se levar pelo que os olhos vêem, começa a mover-se, já com alguma semelhança em relação ao modelo. A maior parte das pessoas, ao cabo de uns tantos ensaios, consegue dançar mais ou menos bem a dança observada.

Na vida humana, a maior parte do aprendizado das atividades cotidianas se faz por simples imitação. Falo da criança que vê os pais vestindo-se, tomando banho, usando talheres, em presença de pessoas bem diferentes (parentes, gente que bate no portão, empregados, vizinhos). Diante de cada uma destas pessoas, a mãe tem um jeito diferente.

As crianças vêm ainda os modos dos adultos quando parecem contentes, quando parecem tristes, quando brigam, quando se entendem, quando temem e quando se desentendem.

É a partir desta observação contínua e persistente — um dos elementos mais saudáveis da criança normal — que ela vai aprendendo a maior parte dos códigos do comportamento da sua cultura.

Nenhuma dessas atividades são ensinadas explicitamente. Em sua maio-

OS CIRCUITOS INTERNOS DA NOSSA TV*

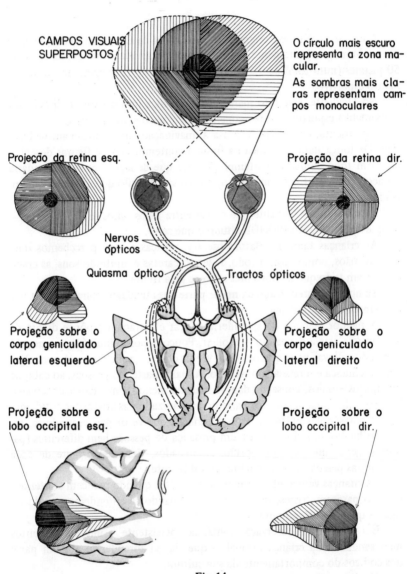

Fig. 14

Bem no alto, os campos visuais – aquilo que a gente vê. Em claro, o *total* do campo visual; pouco mais escuro, a área da visão *binocular;* o círculo central pequeno corresponde à visão *central* ou *macular* da retina.

Logo abaixo, as "câmaras" de nossa TV – os olhos. Neles, o mundo aparece refletido *às avessas* tanto na vertical quanto na horizontal.

Bem em baixo, corte do cérebro para mostrar onde *terminam* as fibras visuais (tela). A retina registra, o cérebro interpreta.

Um cego de nascença que possa ser operado e recuperar a visão, de início vê, mas demora muito para aprender a ver. Seria como um índio da Floresta Amazônica que fosse viver no deserto do Saara. Durante muito tempo ele não "compreenderia" – não se orientaria – na nova paisagem.

Da retina até o cérebro temos um caminho ao longo do qual as fibras estabelecem várias conexões (relés) com outros grupos de neurônios; ao mesmo tempo elas se subdividem em feixes muito bem organizados que estão representados na figura pela *ordem do sombreado* em cada lugar.

Se alguém sofrer uma lesão destrutiva em qualquer dos lugares denominados (retina, nervo ótico, tratos óticos, corpos geniculados, etc.) ele sofrerá distúrbios visuais *de acordo com os sombreados e na proporção* das áreas sobreadas. Uma lesão no cérebro, na cisura calcarina, no lugar *bem escuro*, produzirá um "vazio" no centro do campo visual. Uma lesão nos corpos geniculados, na região da sombra intermediária, produzirá alterações da visão no quadrante superior esquerdo do campo visual.

Notar o pequeno círculo central do campo visual – a *mácula* – e sua *expansão* no córtex cerebral. Para "ver" o que a mácula vê, usamos mais cérebro do que para ver todo um quadrante do campo visual: compare-se as áreas de sombreado igual.

Essa diferença mede a diferença na acuidade visual das duas áreas.

---

* TV – Televisão – um bom nome para a *visão*. Tele = longe, distante (grego). Nossos olhos – *vêem* longe, toda visão é *tele*-visão.

ria, elas começam a ser feitas na medida em que são observadas. Basta que sejam vistas e já começam a ser feitas.

O fato de observar uma coisa nos predispõe a reproduzi-la ou a imitá-la.

Não estranhemos que a imaginação de uma figura ou de uma situação possa influir sobre nós, porque é muito evidente a relação entre a imaginação e os olhos.

Mas, antes de documentarmos essa afirmação, vamos recordar o profundo preconceito do homem ocidental contra a imaginação, a fantasia e o devaneio (sinônimos — para nós).

No caso de alguns poucos iniciados e eleitos — os artistas, os poetas, os publicitários... — aceita-se que a imaginação possa ser uma coisa importante, necessária e bonita. Mas no dia-a-dia das pessoas, quem se mostra um pouco dado a fantasias e devaneios é quase sempre olhado com certa apreensão ou com alguma espécie de condenação. Para nós, uma declaração comuníssima de se ouvir, principalmente aplicada a adolescente, é que a imaginação é uma fuga da realidade. É por isso que conseguimos aceitar facilmente que a imitação seja uma técnica de aprendizado, mas que a fantasia — indistinguível da construção de castelos no ar — é uma coisa nada séria, e da qual nada se pode esperar de útil ou de construtivo.

No entanto, é evidente à observação, mesmo que pouco sofisticada, que a imaginação cumpre funções numerosas e importantes — dar algum prazer, servir de preparação e ensaio para encontros, acordos, brigas, servir de começo de compreensão das coisas novas. Hoje, a partir da Ciência Ocidental, estamos colhendo elementos bem ao nosso gosto lógico, que mostram à saciedade que a imaginação e o sonho estão tão próximos dos olhos, dos músculos e da realidade quanto se possa querer.

O sono e o sonho

Imaginar é ficar olhando figuras dentro da gente.

Esta declaração é uma simples *descrição do sonho*. Do sonho mesmo, daquelas fantasmagorias alucinatórias — predominantemente visuais — que todos nós vivemos todas as noites quando adormecidos.

Hoje pesquisa-se o estado de sono e de sonho com meios fisiológicos e registro contínuo de uma porção de variáveis biológicas da pessoa adormecida. Nos laboratórios de sono e de sonho, há pessoas que dormem ligadas a um sem-número de equipamentos de registro, e que são acompanhadas por cientistas durante a noite inteira.

Foi destes laboratórios que provieram as conclusões seguintes:

1 — Quando estamos sonhando, nossos olhos se movem em relação às figuras do sonho, exatamente como eles se moveriam se estivésse-

mos *vendo o sonho acontecendo de verdade*. Exemplo: se os olhos do sonhador estiverem se movendo horizontalmente para lá e para cá ele nos dirá que estava — no sonho — assistindo a uma partida de tênis. Cada vez que muda a cena do sonho é porque os olhos mudaram de direção (ou, 2º motivo: porque o corpo mudou de posição). Há estudos minuciosos nesse sentido, e a conclusão, categórica, revela este fato curioso: a famosa visão interior dos místicos, dos poetas e dos psicólogos *é feita pelos olhos e se realiza exatamente como a visão exterior!*

2 — Todos nós sonhamos todas as noites, três ou quatro vezes por noite, cerca de dez a quinze minutos a cada hora e meia de sono. O adulto normal sonha de vinte a vinte e cinco por cento do tempo que permanece adormecido. Ninguém diga que não tem dessas fantasias, pois elas são uma das constantes biológicas da personalidade. Se a pessoa *recorda ou não* os sonhos, ao acordar, já é outra questão (que não invalida a primeira).

3 — Registros eletromiográficos cuidadosos da atividade muscular em pessoas adormecidas e sonhando, demonstram que *todos os movimentos que o sonhador faz no sonho se executam verdadeiramente no seu corpo,* como sucessão de tensões musculares isométricas que seguem o padrão do movimento sonhado, *mas se realizam com muito menos força e por isso não movem o corpo.*

Toda nossa fantasmagoria, nossas idas e vindas imaginárias, são vistas pelos olhos e são executadas pelo corpo. É como se, prisioneiros de um inimigo ameaçador, nos movêssemos "disfarçadamente" — de leve — para que ele não desconfiasse.

É que dormido, estamos deitados, *e deitados não sentimos nem carregamos nosso peso.* Além disso, quando dormimos, nosso aparelho muscular entra em distensão máxima, em relaxamento máximo (o metabolismo basal cai 10% durante o sono — *por causa* do relaxamento). Por isso não sentimos o peso durante o sonho. Mas nossos músculos estão esboçando contrações — isométricas — segundo os modos de movimento presentes no sonho.

Com esses achados, as correlações íntimas entre visão, imaginação e movimentação se faz convincente também ante critérios científicos objetivos (demonstráveis).

O fato é semelhante ao do indivíduo que está "só pensando", mas cujas cordas vocais estão esboçando movimentos de fala.

Tudo o que imaginamos acontece em grau ligeiro em nós, ligeiro na força, mas semelhante nos esquemas de tensões musculares. *Imaginar e acontecer estão tão próximos como imaginar-se dançando e dançar, ou ver alguém dançar e dançar igual.*

Não faz muita diferença se o objeto está fora de nós, como no caso da dança, ou dentro de nós, como no caso da fantasia.

Se estamos vendo figuras realizando movimentos, *dentro de nós ou fora de nós*, então estamos também realizando estes movimentos, sob a forma de ligeiras tensões isométricas.

Feldenkrais, a cada dia mais conhecido pelos seus exercícios de reabilitação e de aperfeiçoamento, divide quase sempre seus exercícios em duas categorias: os que *são feitos* e os que *são imaginados.* Como regra, ele pede que sejam feitos primeiro e imaginados depois. Se *fizermos* certa classe de seus exercícios com metade do corpo e se *imaginarmos* o exercício com a outra metade do corpo, *obteremos dos dois lados do corpo o mesmo grau de alinhamento e relaxamento.* Na verdade, basta imaginar − de 1 lado do corpo − *uma terça parte do tempo* que se demorou para *realmente* executar os movimentos no outro lado, para obter efeito semelhante!

É também de Feldenkrais a seguinte declaração fundamental: Se minha imagem corporal *sentida e imaginada* não estiver em correspondência muito precisa com *as dimensões reais de meu corpo,* minhas ações serão todas feitas fora da medida. É como se um chofer − grosso − de caminhão, passasse a dirigir um Volkswagen − sem mudar muito de jeito nem de força. Claro que o Volks anda, mas como...

Para concretizar esta declaração, examinemos o caso da espessura do tórax. Pede-se que a pessoa se deite no chão, de barriga para cima, e que sinta a espessura do seu tórax entre o apoio das costas atrás e o osso esterno na frente. Depois de *imaginada* essa distância, pede-se à pessoa que a reproduza − de fato − entre *as palmas das duas mãos* postas na frente do rosto. O indivíduo transpõe uma medida interna, imaginada, para uma dimensão mensurável, que é a distância entre suas duas mãos. Será preciso repetir numerosas vezes esta estimativa, confrontando os resultados, até fazer com que as duas medidas coincidam. Isto porque, regra geral, elas divergem bastante e as pessoas erram muito as próprias medidas ao imaginá-las. Deve-se dizer, também, que a maioria das pessoas move-se mal. Os dois fatos na verdade são um só.

Os mundos de fora e de dentro, o mundo das imagens e o mundo do corpo real, concreto e substancial, têm que estar em correspondência, ou nosso desempenho tanto físico como psicológico se mostrará precário.

Para que essa correspondência seja perfeita, numerosas variedades de exercícios têm que ser feitos, com muitas medidas corporais − distância entre os pés (em determinada posição), entre as mãos (idem), da mão à orelha, do nariz ao ombro, da nuca ao cóccix, etc., etc.

Há um dado da eletrofisiologia que esclarece demais essa afirmação −

que de outra parte é óbvia: o olhar é extremamente importante em tudo o que fazemos.

A demonstração é a seguinte: sabemos que se dermos ligeiros choques elétricos em vários pontos do cérebro, obteremos uma porção de reações, por vezes movimentos localizados, por vezes sensações curiosas, por vezes até recordações muito vivas. Pois bem, se estimularmos o cérebro com uma agulha elétrica, espetando-a centenas ou milhares de vezes em qualquer lugar, *em 70% das nossas tentativas aleatórias* obteremos como efeito do microchoque elétrico *uma movimentação conjugada dos dois olhos* — nesta ou naquela direção. Isso quer dizer que os olhos se relacionam com cerca de 70% do cérebro, ou que eles estão intimamente ligados a tudo o que fazemos.

Podemos dizer, com um pouco mais de clareza, que o cérebro é um órgão cuja função principal (70% do que ele faz) *é correlacionar a visão com os movimentos.*

O escuro é a cor do medo

Enfim, temos a experiência pessoal de todo dia, do escuro e da luz. Quando estamos no escuro, quando os olhos não podem nos ajudar, quando nos sentimos como cegos, bem sabemos quanto é aflitiva a situação e o quão desamparados nos sentimos ante algum sinal ameaçador. Havendo luz — visão plena — sempre podemos encontrar saída, temos rapidez em identificar o inimigo, facilidade em ver em que direção ele vem ou vai. Tudo que é bem visto já está parcialmente resolvido, no sentido de que *vista* uma cena, sabemos *nos pôr* diante ou dentro dela; se houver coisas ou pessoas, saberemos manipulá-las se for o caso, saberemos ir ao seu encontro se assim nos parecer bem, ou nos afastarmos e inclusive fugirmos se nos parecerem más ou perigosas.

Já pronto o texto do livro, demos com o nº 4 (vol. 239, out. 78)[1] do "Scientific American", onde figura prova *direta* de que *imaginar* movimentos *ativa os centros da coordenação motora*, tanto quanto *fazer* os movimentos.

O xenon 133 (isótopo do gás inerte) é injetado na artéria carótida e sobe para o cérebro, onde permanece em circulação durante mais ou menos 2 minutos. 254 detectores de cintilação (raios gama), registram continuamente a densidade circulatória — um detector para cada centímetro quadrado de córtex cerebral.

A densidade de raios gama em cada área é traduzida em tons de cor

---

* "Brain Function and Blood Flow", N. A. Lassen, D. H. Ingvar e E. Skinhoj., pág. 50 e segs.

e um monitor de vídeo mostra o cérebro variadamente colorido — conforme seu estado funcional.

Diz o artigo da citada obra: "Estudamos a diferença do fluxo sanguíneo regional quando se executava uma seqüência simples de movimentos com os dedos da mão e depois quando a pessoa "meramente pensava" na mesma seqüência.

Adequadamente instruído, o sujeito conseguia realizar o movimento mentalmente na seqüência temporal correta, mantendo a mão perfeitamente imóvel.

O movimento imaginado ativava a área motora suplementar.

Quando a seqüência de movimentos era efetivamente realizada, ativava-se *também* a área mão-dedos do córtex motor (v. fig. 31, pg. 140, "homúnculo cerebral"), assim como as áreas correspondentes do córtex sensorial.

Estes achados sugerem que a área motora suplementar (frontal) é a *programadora* dos movimentos, que a área sensorial faz o controle e a área motora primária é apenas executiva."

Neste estudo só foram estudadas as seqüências (dinâmica) de movimento. As posições não foram estudadas (tensões isométricas).

De nossa parte, acrescentaríamos: a *coordenação motora* propriamente dita pode ser bem exercida, portanto, quer se *execute* o movimento, quer apenas se *imagine* o movimento.

As correlações olhos-imaginação-movimentos são tão importantes e fundamentais para nossa proposta, que vamos declará-la de mais modos.

Vamos falar dos REFLEXOS VISUOMOTORES.*

Nosso cérebro é principalmente um depósito de reflexos visuomotores, isto é, de correlações entre objetos e situações de um lado, e nossas respostas motoras de outro. A maior parte das coisas ante as quais reagimos são visuais, nos vêm pelos olhos. Os olhos humanos *não são os mais agudos da natureza;* as aves de rapina vêem melhor do que nós — discriminam com maior finura. Mas nossos olhos são, dentre os olhos dos animais, *os que maior número de relações mantêm com TODO O CÉREBRO.* Esta é, também, *a direção da evolução biológica:* construir cérebros cada vez mais "visuais", porque a visão é o mais discriminativo dos sentidos, o que permite reações mais precisas, mais numerosas e mais velozes.

Alguns números aqui poderiam dar força ao argumento. De cada globo ocular partem *um milhão de fibras nervosas* que vão alimentar de informação cerca de 300 milhões de neurônios situados na parte occipital do córtex cerebral — a área visual do cérebro. Mas antes de chegar aí, esses dois mi-

---

* Não confundir com os reflexos *óculo-motores,* que se referem aos movimentos *dos próprios olhos.* Os reflexos visuo-motores ligam os olhos aos movimentos *do corpo.*

lhões de fibras estabelecem conexões diretas ou indiretas com numerosas outras regiões do cérebro podendo, deste modo, influir sobre tudo o que fazemos.

Enquanto os dois globos oculares têm dois milhões de fibras nervosas de comunicação com o cérebro, os nervos *acústicos* têm apenas 50.000 fibras nervosas (25.000 cada um).

Os reflexos visuomotores, que melhor seriam chamados de *automatismos visuomotores*, podem ser experimentados a qualquer momento.

Quando entro em minha casa, posso estar distraidíssimo, posso continuar conversando com um amigo e, *ao mesmo tempo*, vou passando com muita precisão pelas portas, evitando os móveis, evitando as quinas dos corredores, movendo-me exatamente pelos vazios que a casa tem sem tropeçar nem colidir com nada. *E sem olhar* – para os obstáculos.

Isso é tão evidente que ninguém percebe a mágica desse fato. Nós somos um corpo de considerável mobilidade que está se deslocando em um espaço de forma peculiar e complexa – como é o interior de uma casa. Seria facílimo errar o caminho e machucar-se. Mas todos nós sabemos que isso é praticamente impossível. Os olhos *automaticamente nos guiam pela nossa casa* sem que tenhamos a menor noção explícita da topografia e do percurso que estamos fazendo, e dos obstáculos que estamos evitando. Mas as visitas – que não desenvolveram os automatismos – por vezes se atrapalham e até se machucam.

Na rua é a mesma coisa. Posso continuar a conversa com um amigo mas vou subindo e descendo meios-fios, vou atravessando o trânsito por vezes intenso, vou evitando obras públicas ou buracos, vou evitando colisão com todo mundo; no entanto, não tenho a menor noção de estar fazendo nada disso.

MEUS AUTOMATISMOS VISUOMOTORES FAZEM POR MIM, O DIA INTEIRO, QUASE TUDO O QUE EU FAÇO. OU: O CÉREBRO É 70% AUTOMATISMO VISUOMOTOR.

No jogo de futebol esses reflexos são os que os comentaristas esportivos chamam de *inteligência* dos jogadores. É sua capacidade de configurar rapidamente uma situação de jogo e encontrar a melhor solução para ela – sempre na direção do gol adversário. O futebol é bastante rápido, e cada atleta se defronta a cada instante com situações sempre novas, mesmo quando algumas semelhanças entre elas certamente existam. A graça do futebol está nesta contínua surpresa, neste inesperado interminável, nessa necessidade de encontrar a cada momento uma nova solução para uma nova situação.

Quando nos pomos a descrever em palavras o que os automatismos visuomotores fazem, enchemos cinco folhas de papel para dizer o que aconteceu em três segundos. Três segundos de futebol envolvem quase sempre, de parte do atleta: conseguir uma noção da direção em que vem a bola e daquela para onde a bola deve ir; ao mesmo tempo ele tem que estar bastante presente a oponentes situados no seu campo visual; uma vez de posse da bola, os olhos continuam fotografando todo o espaço em torno, procurando a melhor solução para o momento; ao mesmo tempo o jogador de algum modo está sabendo qual a direção do gol, e também os limites das linhas principais do campo que devem ser respeitadas; os olhos estão avaliando quem está correndo — e em que direção; e não só em relação a um jogador, mas em relação a *todos* os jogadores que se movimentam no seu campo visual.

Basta descrever deste modo complicado um instante do futebol para perceber que sem os automatismos visuomotores o futebol não existiria. Se os atletas devessem *pensar* para fazer o que fazem, o futebol seria insuportavelmente moroso e monótono. Seria como o xadrez...

No capítulo sobre coordenação muscular examinaremos os números relativos à organização dos nossos movimentos, tão astronômicos quanto os que acabamos de ver sobre a visão. Estes números — e estas funções — são complementares.

Para aprender, imaginar é tão bom — ou melhor — do que fazer

Há um caso em que fazer é melhor: quando se pretende conseguir *resistência* física. Neste caso é pouco provável que a simples imaginação desenvolva músculos tão poderosos quanto aqueles que só o exercício real pode dar. A razão desta exceção é simples. Uma pessoa que se ponha a imaginar, deitada ou recostada, e amplamente relaxada, comporta-se como se ela estivesse em um mundo de baixa gravidade. Não havendo risco de queda, não havendo nada que deva ser mantido suspenso, contra o efeito da gravidade, — nada que deva ser "carregado" — nós fazemos muito menos força nesta situação do que se estivéssemos de pé.

Esta mesma razão explica a particular eficácia da imaginação no aprendizado de movimentos. Não tendo sobre si a carga considerável do próprio peso — 70 a 80 kg — o aparelho motor pode ser experimentado com uma delicadeza, uma leveza e uma precisão inéditas — em condições usuais.

Recordemos o princípio fundamental: nosso aparelho de movimento é também um órgão que sente — QUANTO MENOR A CARGA, MAIOR A SENSIBILIDADE — E VICE-VERSA.

O treino na imaginação tem outras vantagens importantes e que a realidade jamais conseguiria duplicar: a primeira delas é a câmara lenta. Os movimentos reais jamais podem *acontecer* em câmara lenta. Ou não terão a força necessária (no caso do futebol), ou nos levarão a uma queda, pois os ligeiros desequilíbrios do corpo, se não forem *rapidamente* corrigidos, levam à queda. Se estou imaginando deitado, não posso cair...

A outra vantagem é que, na imaginação, posso mover *apenas* a cabeça, o pé, o antebraço, *deixando o resto do corpo completamente imóvel.* Quando estou de pé isto é impossível, porque ao mover um membro altero meu equilíbrio e isto, por sua vez, altera bastante as tensões musculares que respondem pela minha posição naquele momento.

A última vantagem da imaginação sobre a realidade é esta: imaginando, *sobretudo se eu puder imaginar sobre modelos bem realistas,* faço com que minha imagem corporal se aproxime cada vez mais da imagem real e, como vimos, isto é uma condição absolutamente necessária quando se pretende precisão de movimentos.

Se tenho uma percepção errônea de meu corpo, atuarei sempre sobre bases falsas e a ação resultante será sempre falha — em maior ou menor medida.

Poder-se-ia objetar que este método, mesmo que razoável, seria demasiadamente complicado, sutil ou exigente, se fosse aplicado a indivíduos de cultura limitada e de pequeno treino em funções mentais (como é a regra no futebol).

Temos duas respostas para esta objeção; esperamos que os atletas que treinaremos sejam de um nível psicológico razoável — em primeiro lugar. Em segundo lugar, mesmo que as pessoas em treinamento sejam essencialmente simples, o fato de lhes fornecermos imagens precisas, *cinematográficas,* "reais", facilitará muito a ação subseqüente de imaginar estas ações. Para qualquer um de nós é impossível imaginar, com precisão e realismo, um chute em câmara lenta — porque nunca experimentamos e jamais poderemos experimentar esta situação. Mas se eu vir muitas vezes no cinema outros jogadores dando chute em câmara lenta, se cheguei a *me* ver dando um chute em câmara lenta (sempre no cinema), neste caso não será difícil para mim imaginar aquela situação.

Note-se: NÃO se trata de PENSAR — nem de entender. Trata-se de IMAGINAR.

Antes de examinarmos as aplicações destes princípios ao treinamento esportivo, precisamos nos esclarecer sobre mais um ponto importante.

IMITAÇÃO DOS MOVIMENTOS

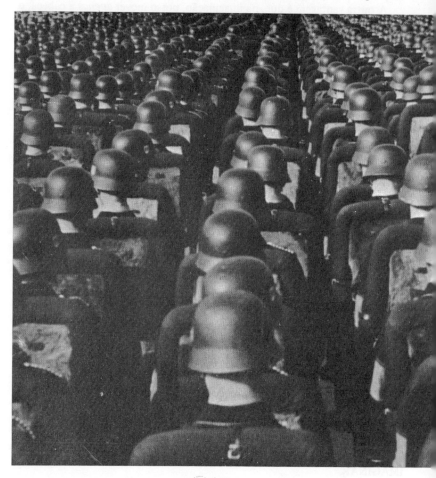

Fig. 15

"É preciso fazer como todos fazem."

Esta "lei" tem sido o sustentáculo básico de todas as sociedades conhecidas.

É a responsável pelo que os homens já fizeram de melhor em matéria de realização COLETIVA.

A individualidade, na mesma medida, fica suprimida – e esse é o pior efeito da UNIFORMIDADE.

A imitação é a lei do movimento aprendido ATRAVÉS DOS OLHOS – à custa de um MODELO VISUAL.

É a tirania da forma única – *dentro* da qual *todos* se sentem mal.

Porque o que é bom para todos – um só tipo *e tamanho* de roupa – é ruim para cada um. *Todos* se sentem presos demais ou soltos – dentro do... UNIFORME.

INDIVIDUALIZAÇÃO DO MOVIMENTO

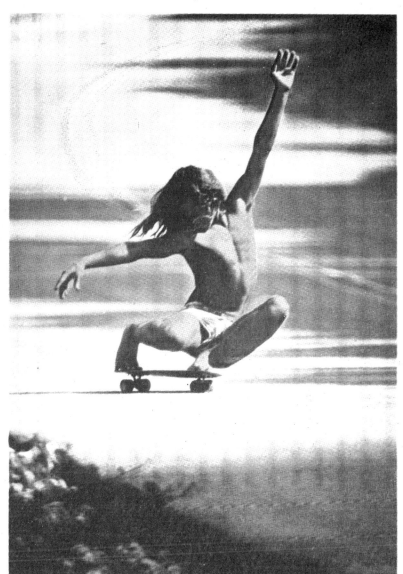

Fig. 16

O movimento se individualiza quando o percebemos e organizamos em nós em função da PROPRIOCEPÇÃO, que é a sensação dos movimentos *próprios* — feitos na medida de cada um, sem forçar, sem constranger, sem folgar. LIBERDADE — é isto.

CAPÍTULO V

IMITAÇÃO E INDIVIDUALIZAÇÃO DOS MOVIMENTOS

Individualidade é aquilo que cada um de nós tem de absolutamente específico, próprio e inimitável. Cada ser humano é único e não há nada igual a ele no Universo. Dito assim, o princípio de individualização soa vago e sujeito a objeções. Para nosso propósito, porém, as coisas se simplificam.

Precisamos considerar e dar muito valor à individualidade *corporal* das pessoas. É difícil encontrar dois indivíduos muito parecidos. Mesmo quando lidamos com pares de gêmeos univitelinos, quem os conhece bem os distingue fácil. Cada pessoa tem uma altura própria, um diâmetro para cada circunferência do corpo, um volume para cada parte do corpo (cabeça, mãos, pés, coxa); uma dimensão específica para cada osso (úmero, fêmur, tíbia, etc.); um peso para cada parte do corpo; tem certa velocidade de reação para esta ou aquela ação, conforme os exercícios que já fez e conforme sua hereditariedade; é claro, ainda, que as pessoas diferem pela facilidade ou dificuldade com que realizam os movimentos, pela velocidade, pela precisão na sua realização e assim sucessivamente: não há dois indivíduos *física e mecanicamente iguais entre si.*

Toda imitação é por isso um processo precário de aprendizagem.

Quando imitamos outra pessoa, estamos fazendo com *nosso corpo* uma ação que imita aquilo que o *corpo de outra pessoa fez.*

Podemos traduzir esta dificuldade assim: quando imitamos gestos, exercícios, expressões ou atitudes de outra pessoa, nós fazemos estes gestos como se estivéssemos *vestidos com a roupa do outro.* É claro que sempre haverá um puxãozinho forçado aqui, um apertãozinho lá, um desvio de movimento em alguma articulação do corpo — pois a roupa não assenta em nós com perfeição — não está na nossa medida.

Basta refletir um pouco para perceber que quase tudo o que fazemos, começamos a fazer por imitação. São primeiro gestos comuns, como levantar, sentar, andar, gestos na hora das refeições, com os talheres, manejo de pratos, de sabonete no banho, de toalha, modos e maneiras de pôr e tirar a roupa — tudo isto é aprendido basicamente sem que ninguém nos ensine nada. Vamos olhando em volta, desde pequenos, e vamos fazendo. Um belo dia estamos fazendo e ninguém sabe muito bem como é que aprendeu.

Mas não são só os gestos físicos usuais e as atividades domésticas cotidianas que imitamos. Imitamos também e principalmente a fala. Ninguém ensina uma criança a falar dando-lhe aula de português... Ela aprende no dia--a-dia ouvindo, tentando, fazendo igual.

Mais sutilmente, imitamos também as *atitudes* e as *expressões* daqueles que nos cercam quando pequenos, e também daqueles que nos cercam mais tarde, no trabalho, na escola, no cinema e principalmente na televisão.

Muitas vezes se brinca chamando ao homem de macaco, pela sua incrível capacidade de imitar coisas. Os psicólogos e psicanalistas chamam a imitação de IDENTIFICAÇÃO. Quem está, digamos, identificado com o pai, comporta-se muitas vezes como o pai, tem muito o "jeito" do pai, faz gestos, caras, atitudes e tem o modo de falar parecido com o do pai. A imitação — fato tão banal — é um processo extremamente complicado. Pelo seguinte: temos que captar pelos olhos a imagem de um objeto ou de um movimento feito fora de nós. Depois temos que traduzir esta imagem em termos de nossas forças musculares, para que elas modelem o corpo e os movimentos de forma semelhante àquele que vimos. Mas, note-se bem: exceto nos casos em que imitamos gente, que são estrutural e dinamicamente semelhantes a nós, que têm esqueleto e músculos bastante comparáveis aos nossos; fora este caso, quando imitamos animais ou coisas, arrumamos *as FORÇAS do nosso corpo* de uma maneira tal, que ele *imita a FIGURA de outro objeto;* porém, as forças que mantêm e que determinam a figura do objeto *não têm absolutamente nada em comum com as nossas forças musculares.* Toda imitação de objetos ou de animais não é uma imitação. É uma criação. Das mais genuínas — e complexas.

Se considerarmos o que dissemos sobre as correlações da visão com o cérebro, que o cérebro é 70% olhos e movimento, podemos concluir com uma nova fórmula:

O CÉREBRO/CORPO HUMANO É O MAIS FANTÁSTI-
CO INSTRUMENTO DE IMITAÇÃO DO UNIVERSO
CONHECIDO.

Ele é capaz de transformar praticamente qualquer forma e qualquer movimento numa forma e num movimento próprio semelhante. De certo modo, podemos imitar qualquer coisa que nos entre pelos olhos.

É fácil ver a vantagem biológica desta nossa disposição que, aliás, não é só nossa. A maioria dos animais tem, em alguma medida, esta capacidade.

A IMITAÇÃO É A MELHOR COISA DO MUNDO!

Imitar ações úteis é a maneira mais prática e indiscutivelmente a mais rápida de aprender coisas. Ser capaz de imitar um inimigo é na certa a melhor maneira que existe de compreendê-lo "por dentro", intimamente; imitar um inimigo, pessoa, coisa ou objeto, é a melhor maneira de descobrir como se defender deste inimigo e como controlá-lo. Tendo um inimigo *dentro* de nós — por imitação — é como se tivéssemos à nossa disposição, nos laboratórios de nossa imaginação, um perfeito equivalente deste inimigo a ser estudado e examinado em todos os seus aspectos, sempre que quisermos, do jeito que quisermos.

A imitação tem mais uma qualidade: ela é o jeito natural (e único) de aprender ações (comportamentos) complicados, que envolvem o uso simultâneo de muitos músculos. Na prática, quase todos os comportamentos biológicos e sociais (no homem) são aprendidos assim — por imitação.

A IMITAÇÃO É A PIOR COISA DO MUNDO

A maior desgraça do homem é sua capacidade de imitar. Não vamos nos estender demasiadamente sobre esta questão, porque ela foge um pouco ao nosso propósito. Mas diremos o seguinte: quase tudo o que se estuda como patologia mental, depende extensamente de um processo chamado de identificação que é na verdade uma imitação. O menino *se identifica* com o pai. Esta declaração é hoje em dia uma banalidade para todas as pessoas. E todo mundo acha, inclusive, que isto é muito natural — é "bom", "certo". Mas ninguém pensa que o menino *não é* o pai, e que ao identificar-se com ele, o menino se restringe, se desnatura, se amarra — ou se solta! — desmedidamente.

Complementarmente, em psicoterapia, uma das principais tarefas é desfazer ou dissolver identificações das pessoas com seus familiares. É claro que para ser eu mesmo, não posso imitar meu pai, nem minha mãe, nem meu professor, nem meu ator favorito.

Entre a identificação e as técnicas para desfazê-la, temos a maior parte da psicologia dinâmica.

No plano concreto dos movimentos, dos esportes, o caso é igualmente difícil e importante. Se um jogador de futebol, demasiadamente influenciado pelo prestígio de Pelé, se propuser imitá-lo, a chance é que ele jogará futebol *pior do que ele jogaria se descobrisse sua maneira própria de movimentar-se.*

A imitação dos modos e maneiras habituais dos próximos pode ter um reflexo negativo no desempenho esportivo.

Se o indivíduo tem hábitos de levar o corpo com solenidade — imitação inconsciente do pai — terá que reformular esta postura antes de poder melhorar seu desempenho esportivo. O lugar do mundo onde menos se pode ser solene é um campo de futebol...

Todos os treinadores sabem que cada atleta tem seus "vícios", difíceis de modificar. Quase todos esses vícios são desorganizações motoras de origem em certa medida psicológica, tendo se formado na infância por imitação dos pais, ou por repressão de sentimentos e desejos.

O indivíduo que teve um pai agressivo e que muitas vezes teve que *controlar a raiva*, poderá ter realizado esta contenção principalmente à custa de uma forte contração dos músculos da perna—de uma ou de ambas. (Controlou a vontade de sapatear, pisar e chutar — o pai.) Aí se forma uma região de contração eletiva que pode prejudicar consideravelmente não só o ato do chute, como a mobilidade do corpo todo.

Imaginemos, ao contrário, um pai passivo e uma mãe autoritária. O filho aos poucos desenvolve uma atitude de desprezo em relação ao pai. Quando desprezamos temos a atitude do orgulhoso, olhamos de cima para baixo, face para cima, ombros altos, peito cheio. Com essa atitude perde-se muita versatilidade motora. Ela envolve várias "amarras" musculares. Além disso, se na condição de atleta e em campo, o jogador "despreza" o oponente, ei-lo a correr sério risco de ser superado. Desprezar significa *desvalorizar,* e quando se começa a desvalorizar o oponente isso é o começo do fim.

É preciso sublinhar bem este fato: nosso corpo não tem partes independentes, como são independentes as partes de um motor. Se em nosso corpo existem duas ou três tensões musculares crônicas, que estão sempre aí ou que facilmente se instalam, *toda a nossa motricidade se organiza em relação a estas linhas fixas.* É mais ou menos como o caso do cachorrinho que tem uma perna quebrada porque um automóvel passou por cima e que depois mostra uma deformação de todos os seus movimentos. O corpo "amarrado" continua a mover-se satisfatoriamente para as atividades comuns, mas não se pode mais exigir dele um rendimento excepcional.

Quase tudo aquilo que a psicanálise chama de defesa ou resistência psicológica, está em correspondência com um certo conjunto de tensões musculares, e, desta maneira, pode intervir mais ou menos seriamente no desempenho esportivo do atleta.

É por isso que parte importante dos exercícios serão treinos de relaxamento global e de relaxamento *isolado, eletivo e deliberado* de cada grande região muscular do corpo. Sem esse desarmamento global, o indivíduo manterá seus vícios motores.

IMITAÇÃO – O MAL INEVITÁVEL – E O QUE FAZER COM ELA

Mas a imitação é tão fundamental para nós que de muitos modos é impossível evitá-la. Aprender movimentos de chute sem nenhum modelo, sem influência de ninguém e de nada, é um fato que jamais existirá de verdade. Além do mais, aprender por imitação é fácil, e seria uma pena se puséssemos de parte, de uma vez por todas, esta maneira tão fácil de aprender as coisas.

É BOM COMEÇAR IMITANDO. MAS DEPOIS SERÁ PRECISO ASSIMILAR ESTA IMITAÇÃO, INDIVIDUALIZÁ-LA, TORNÁ-LA PRÓPRIA — *REFAZÊ-LA DE ACORDO COM NOSSAS MEDIDAS.*

Como se faz isso?

Como aproveitar as vantagens da imitação sem ser vítima de suas conseqüências?

Consideremos a situação esquemática de um grupo de pessoas que faz ginástica seguindo o líder. De costas para o grupo, ele vai fazendo os movimentos que os outros devem imitar. Sabemos que em poucos instantes, mesmo sem palavras e sem saber do que se trata, e ainda nos casos em que os movimentos têm uma certa complexidade, rapidamente a maioria das pessoas consegue imitar o líder.

Depois de *bem estabilizada a imitação*, entramos no processo de assimilação.

Para assimilar uma imitação é preciso repetir cuidadosamente os gestos da imitação, porém:

1 — de olhos fechados,

2 — em câmara lenta — e, o que é mais difícil —

3 — repetir o movimento sem nenhuma figura mental que sirva de modelo, nem a do líder, nem a do nosso próprio corpo em movimento.

Fazer as coisas de olhos fechados é simples.

Fazê-las em câmara lenta já não é tão simples. Sempre que se pretende a assimilação genuína de um gesto, ele deve ser executado *com fidelidade* em relação ao modelo, tanto na sua configuração externa, quanto na *sua organização interna* — na seqüência de esforços que o constituem, como na simultaneidade dos esforços que estão na postura inicial e na postura final.

O ponto mais importante, e o mais difícil, da assimilação de imitações, *é a passagem do visual para o próprioceptivo, da imaginação para as sensações musculares, do modelo visual que temos em mente ou que temos até fora de nós* (no líder), *para o esquema de tensões musculares que em nosso corpo desenham aquele modelo.*

Cremos que uma comparação poderá tornar mais claro esse pensamento. Vamos a um teatro ver um mímico de talento que maneja um machado imaginário. Se ele for um bom mímico, nossos olhos nos dirão que ele é um lenhador e que ele está derrubando uma árvore. Isto quer dizer que *a figura do corpo* do mímico e seus movimentos imitam com perfeição *a forma externa de um lenhador*. São muito diferentes os movimentos de um indivíduo que imita o manejo de um machado *sem ter a ferramenta na mão*, e os movimentos de um indivíduo que *de fato maneja o machado*, concreto, real e pesado. A *organização dos movimentos* da pessoa nestas duas circunstâncias são RADICALMENTE DIFERENTES.

O leitor fará bem se tentar algo parecido. O ponto é muito importante e para muita gente é difícil. Tome de um guarda-chuva e se proponha a abri-lo. Na primeira etapa você abrirá efetivamente o guarda-chuva, devagar, *sentindo bem a força que faz* numa mão, na outra mão, num braço, no outro braço. Depois você porá o guarda-chuva de lado e *imitará* os gestos que fez antes. Será fácil perceber que *os esforços* de um caso não tem nada a ver com os esforços do outro caso. O mímico reproduz *a imagem visual* de um movimento, porém jamais reproduz o *conjunto de tensões envolvido* neste mesmo movimento. *SENTIR esforços, tensões e movimentos* no corpo não tem NADA a ver com *IMAGINAR o corpo* fazendo estes mesmos movimentos. São duas linguagens perfeitamente distintas — ainda que muito correlacionadas.

Transitamos quase insensivelmente da figura visual do modelo para as sensações corporais que nos permitem recompor aquela forma. Mas aquela forma que vimos e que imitamos é de algum modo exterior, é o revestimento do outro, é a retratação da sua superfície externa; já o que fazemos para imprimir em nosso corpo a aparência do corpo do outro, não tem mais nada de visual; é todo um processo de tensões musculares que têm que se organizar de um certo modo. A propriocepção nos permite SENTIR esta organização.

É preciso sublinhar enfim, voltando à nossa proposta de treinamento esportivo, que as sensações musculares são muito variavelmente percebidas pelas pessoas. Há pessoas que têm sensações musculares claras e nítidas, e há pessoas que não percebem quase nada do próprio corpo. No entanto, a longa experiência que tenho com movimentos, meus e de numerosas outras pessoas que aprendem comigo, demonstra-me claramente o seguinte: as sensações musculares, que são obscuras para a maior parte das pessoas, podem ser cultivadas e, num tempo relativamente curto, as pessoas começam a ganhar clareza nestas sensações. Com o tempo, a sensação muscular pode ser muito fina, muito precisa, muito exata, muito delicada.

Em síntese, a passagem do imitativo para o individualizado, corresponde, com muita precisão, à passagem do visual para o proprioceptivo. Na medida em que a imagem do outro vai começando a ser percebida por mim como conjunto ou sucessão de tensões musculares, vão surgindo em mim, ao mesmo tempo, os pequenos desencontros entre o que ele faz e o que eu faço. O braço dele faz bonito deste jeito, mas se eu quiser fazer com o meu braço este jeito bonito, percebo que o ombro fica mal colocado. Ele chuta muito bem desta maneira e com muita força, mas se eu for chutar do mesmo jeito, consigo a força que ele consegue mas no dia seguinte a articulação coxofemural estará toda dolorida — porque foi indevidamente forçada.

COMO VAMOS EMPREGAR TÉCNICAS CIENTÍFICAS PARA TREINAR ATLETAS, LOGO SERÁ DITO QUE ESTAMOS MECANIZANDO OU DESPERSONALIZANDO COMPLETAMENTE O ATLETA. AS REFLEXÕES QUE ACABAMOS DE FAZER MOSTRAM PRECISAMENTE O CONTRÁRIO: A ÚNICA MANEIRA DE OBTER DE QUALQUER PESSOA REALIZAÇÃO MÁXIMA, É OBEDECER RIGOROSA E CUIDADOSAMENTE ÀS SUAS QUALIFICAÇÕES INDIVIDUAIS. NOSSO MÉTODO NÃO PRETENDE IMPOR MODELOS EXTERNOS, MAS EXTRAIR O MELHOR DE TODO JOGADOR

CAPÍTULO VI

COMO APROVEITAR A IMAGINAÇÃO PARA MELHORAR O DESEMPENHO ESPORTIVO

A operacionalização dos dados e reflexões dos dois capítulos anteriores pode ser feita do seguinte modo:

Primeiro será preciso colher trechos de jogos de futebol em filmes de cinema ou em vídeo-teipe. Será preciso dispor de *algumas dezenas* de pequenos trechos ou jogadas futebolísticas, de 5, 10 ou 15 segundos de duração.

É importante que sejam variados, colhidos de vários pontos do campo, de dentro das situações mais típicas do jogo. A filmagem ou a gravação serão feitas *de dentro* do campo e *à altura dos olhos,* metade delas com a câmara em tripé e metade com a câmara na mão. A câmara ao nível do jogo, mas fora do campo e com teleobjetiva também é satisfatório.

Como o aproveitamento do material cinematográfico, segundo ouço de pessoas amigas que entendem da questão, seria muito caro, todas as jogadas poderão ser gravadas em vídeo-teipe. Neste caso o trabalho fica mais barato mas será preciso dispor, ao aproveitar o material, *de uma tela grande de televisão* — tamanho cinema.

A decisão entre os dois métodos não tem importância para o resultado final do experimento; tem importância num eventual orçamento.

Se *filmamos* estas várias cenas, teremos que trucá-las várias vezes a fim de obtê-las em várias velocidades, o que encarece muito o processo.

Quando do aproveitamento das cenas, cada jogador *do filme* deverá ser visto em tamanho natural.

Depois de pronto o filme das jogadas, cada uma delas deverá ser reproduzida em cerca de 60 quadros por segundo (câmara lenta), em 30 ou 35 quadros por segundo (câmara meio lenta), em 24 quadros por segundo (câmara normal), em 20 e, idealmente, em 15 quadros por segundo (câmara ultra-rápida). O vídeo-teipe obedecerá a uma cronologia semelhante.

Repitamos: *ao final do processo teremos uma coleção de*

jogadas de futebol com 5, 10 ou 15 segundos de duração, todas elas dubladas 4 ou 5 vezes em velocidades variáveis que vão de câmara lenta à câmara ultra-rápida.

A **segunda** etapa do processo consiste em convidarmos o atleta em treinamento a se pôr diante de uma tela que possa reproduzir as gravações feitas em tamanho natural. Junto à tela, haverá um espaço apreciável para que o atleta possa se mover livremente.

A **terceira** etapa se decompõe em vários tempos que esquematizaremos com cuidado.

Posto o atleta diante da tela, escolhemos um dos trechos filmados e começamos sua projeção, primeiro em velocidade baixa e depois crescendo até a câmara ultra-rápida.

Trabalharemos cada dia um só trecho filmado e os vários exercícios serão feitos após cada projeção. (Convém guardar bem estes dois dados.)

Primeiro exercício que se solicitará do atleta: simples observação. "Olhe bem", "Observe".

Segundo exercício: agora IMITE o que você está vendo. *Imite* os jogadores que estão na tela, do momento em que cada um deles recebe a bola até o momento em que a bola sai dos seus pés. Você vai olhar bem o que ele faz e vai tentar fazer exatamente a mesma coisa, exatamente do mesmo jeito. O filme será repetido de novo em várias velocidades e o atleta imitará os jogadores nestas várias velocidades. Uma ou mais imitações após *cada* projeção.

Terceiro exercício: Repetimos de novo o trecho nas várias velocidades e diremos: agora você vai proceder como se VOCÊ fosse o jogador que recebe a bola e passa adiante. *VOCÊ vai fazer o que VOCÊ faria* para receber a bola *e vai fazer o que VOCÊ faria* para passá-la adiante. Claro que você levará em consideração todo o conjunto da cena como se a jogada fosse real, com as pessoas nas posições e nas trajetórias em que estão na tela.

Quarto exercício: Agora você vai ver de novo com atenção o que cada um dos jogadores faz, depois paramos o filme e você, *DE OLHOS FECHADOS*, vai IMITAR o que ele fez — com o maior cuidado e a maior exatidão possível. Eu controlo. — Se você não lembrar bem, a gente repete a projeção quantas vezes for preciso.

Quinto exercício: agora você vai ver de novo todos os trechos da jogada e vai fazer de novo como se em cada momento fosse VOCÊ que recebesse a bola. Depois de ver o trecho, você FECHARÁ OS OLHOS e fará, na imaginação, os movimentos que VOCÊ faria se estivesse no lugar do jogador da tela.

Sexto exercício: Convida-se o atleta a recostar-se comodamente numa poltrona e a IMAGINAR tudo aquilo que ele fez antes — porém, *uma coisa por vez,* com todo o cuidado, com toda a exatidão.

Exemplo: depois de VER várias vezes um trecho em câmara lenta, ele, recostado, procurará IMAGINAR O QUE VIU, em câmara lenta. Depois ele observará a câmara mais rápida e *imaginará* o que viu nesta nova velocidade. Em seguida ele *tentará imaginar* — apenas imaginar, sem fazer — que está no lugar de cada um dos jogadores da tela, fazendo o que cada um fez. Depois ele imaginará que faz cada um dos movimentos *próprios* nas várias velocidades da cena.

Pela descrição este exercício parece complicado. Na verdade ele é relativamente fácil de fazer. Pensar-se-á também que ele é muito demorado, mas acredito que cerca de quinze a vinte minutos serão suficientes para executar todos os exercícios com uma só cena. É claro que dificilmente o atleta fará dois períodos assim de exercícios por dia. Um basta e às vezes nem um período inteiro será feito.

O que se pode esperar de todos estes exercícios de imitação e de observação?

Antes de mais nada, uma considerável melhora na *rapidez da percepção visual* do atleta.

Todos que vemos futebol pela televisão, sabemos que certos gols, quando resultam de grande agitação na pequena área, por vezes acontecem sem que a gente perceba quase como é que eles aconteceram. Mas logo vem o *replay*, logo vem a câmara lenta; e quando, depois, o gol reaparece na sua velocidade natural, na sua velocidade real, *nós conseguimos ver com clareza o que aconteceu.*

Qualquer operário, em qualquer máquina, quando ele "tem prática", percebe com rapidez o que está acontecendo com a máquina. Um principiante ou um estranho não teria a menor percepção de um defeito que o indivíduo treinado percebe imediatamente — ou pelo ruído ou pelos olhos. Na verdade, quase tudo que chamamos de treinamento para o trabalho, *consiste precisamente em adquirir esta velocidade de percepção e de resposta.*

O principiante, querendo ver tudo, não vê nada. O indivíduo treinado sabe exatamente para onde olhar quando as coisas não funcionam bem. Ele não precisa ver tudo. *Ele isola rapidamente o que é importante e se dirige direto ao ponto.*

Mesmo no treinamento usual do atleta, em campo, o que ele está cultivando em alto grau é isso: percepção rápida de situações complexas e decisões rápidas para resolvê-las.

Se lhe dermos a imensa vantagem da observação em CÂMARA LENTA e da REPETIÇÃO À VONTADE, esse processo de aprendizado poderá ser muito acelerado e muito aperfeiçoado.

É de se supor que, depois de algum tempo, o atleta perceba a situação do momento em 2/3 ou metade do tempo que outro jogador, não treinado, demoraria para perceber.

Quando andamos na rua, não precisamos ler a chapa do Volkswagen nem identificar o motorista para sair da frente dele. Basta perceber um vulto de relance e sabemos se sua trajetória é perigosa para nós ou não.

A segunda aptidão que o atleta desenvolveria em alto grau seria *a compreensão imediata, instantânea, das intenções dos oponentes e dos companheiros.* Tendo imitado — tendo *feito e sentido em si* — uma porção de gente em movimento, cada um do seu jeito, nele se apura e afina esta capacidade de captar a *intenção* do outro.

O fato, de novo, não tem muito de extraordinário. Os bons chefes, em qualquer campo de atividade, reconhecem ao primeiro contato, quais os candidatos mais adequados para esta ou aquela tarefa. Nas posições de comando, é fundamental ter este "olho clínico" para avaliar as pessoas. Olho que sabe avaliar porque avaliou muito: é impossível separar intuição e prática.

Nos nossos exercícios, esta aptidão natural, que em certa medida existe em todos, será sistemática e intensamente cultivada.

Com o tempo o atleta se fará capaz de ANTECIPAR a intenção e o movimento do oponente.

Esta capacidade de antecipar o jogo é uma das qualidades mais preciosas do jogador de futebol. Se ele não a tem, hesita ante o que fazer, o tempo de hesitação é um dos fatores mais importantes da derrota...

A terceira aptidão que o atleta cultivaria seria UM ALTO NÍVEL DE COORDENAÇÃO MOTORA — nos trechos em que faz os *seus* movimentos diante da jogada cinematográfica.

Ele se aperfeiçoaria por todas as razões já apontadas no corpo dos dois capítulos anteriores, e que vamos repetir sumariamente: ele vai melhorar muitíssimo sua sensibilidade proprioceptiva. Ele vai sentir cada vez com mais finura, *enquanto se move*, os *pequenos* desvios de força, os *pequenos* desequilíbrios, as pequenas freadas mal feitas, os pequenos impulsos excessivos que comprometem uma jogada. Trabalhando em câmara lenta, com a certeza de não cair, podendo repetir um movimento quantas vezes quiser, corrigindo continuamente a imaginação com a observação, ele poderá afinar seu instrumento de movimento até seus limites de rendimento.

Num jogo veloz como o futebol, a vitória depende quase sempre de décimos de segundo, depende de um pé de apoio rigorosamente bem colocado, depende de um desvio de corpo que ocorreu num instante muito rápido. É preciso que toda a máquina muscular se ajuste para funcionar e explodir neste décimo de segundo. Não é fácil esta realização — como todo apreciador de futebol sabe.

É por isso que este treinamento intensivo em câmara lenta, com grande observação de si mesmo "por dentro", com grande cultivo de sensações musculares, tem uma excelente possibilidade de melhorar os pequenos desvios motores de um atleta — desvios que respondem pelo décimo de segundo que ele perde...

É possível que as cenas convenientes para treinar um homem da defesa e um homem do ataque sejam diferentes. Mas também é possível que qualquer cena sirva para os dois tipos de jogadores. Primeiro, porque, em jogo, sempre há o que defender e o que atacar. Segundo, porque acreditamos que com esse tipo de treinamento, a maioria dos jogadores se fará *menos especializada* e mais versátil.

Seria um refinamento precioso de técnica gravar o atleta em teipe quando ele — de olhos abertos — faz as imitações dos outros e quando ele faz *seu* jogo; depois, gravá-lo sempre que ele faz os exercícios de olhos fechados.

É muito importante que o atleta veja a si mesmo, em filme ou em vídeo-teipe. Ele terá que observar e discutir com o treinador todas as suas posições, seus lances, seus movimentos. Ele deverá ser filmado numa porção de situações, e numa porção de velocidades, a fim de que se possa apreciar todos os defeitos motores que possam estar atuando nele.

Nenhum exercício melhor do que *este para o indivíduo integrar a imagem de si de origem externa (visual), com a imagem de si de origem interna (proprioceptiva).*

É importante que ele seja filmado tanto de frente quanto, e principalmente, de costas. Quando vejo minha imagem em movimento de costas para mim, é mais fácil integrá-la a mim do que quando a tenho frente a frente — como num espelho. Além disso, a maior parte das pessoas se embaraça diante da própria imagem no espelho — como se fosse *outro* olhando para ela...

Além disso, todos os movimentos que vejo num filme feitos por mim, porém de frente, *tem uma estrutura motora essencialmente complementar ou inversa, em relação aos movimentos como eu os experimento.* No espelho os lados do corpo estão trocados.

Este acréscimo aos exercícios é pequeno na extensão porque não há mais o que dizer. Mas o atleta deverá muitas e muitas vezes ver a si mesmo em ação.

Como vimos, é péssimo fazer APENAS como os olhos mandam. Mas é ótimo usar a alta discriminação visual para "ensinar" a propriocepção – em feedback.

O goleiro

O treinamento do goleiro é diferente do destinado aos demais jogadores. Será necessário filmar, para treiná-lo, dois grupos de cenas: os chutes que vêm basicamente *da frente ou de até 45º de cada lado,** tanto os chutes com bola parada (cobrança de faltas) como os chutes que nascem de uma jogada dos adversários.

O segundo grupo de cenas deverá mostrar *as jogadas laterais* que terminam com um cruzamento e, no limite, com os escanteios.

Para o goleiro usaremos outro truque cinematográfico, que pode ser executado pelo desenho animado, como também por um computador eletrônico adequado. O goleiro observará sempre as jogadas *com um outro filme sobreposto*, no qual há apenas a representação da meta (sem rede) em tamanhos diferentes. Quando a bola está longe a meta é pequena e, na medida em que a bola vem chegando, a meta vai crescendo até se confundir com a realidade.

A figura nº 18 ilustra este processo. Desde o momento em que a bola sai do chão e se dirige para o gol, a cada 1/2 segundo ou a cada 1/10 de segundo, o goleiro verá, sobreposta ao filme do chute, a figura das traves do gol, *numa dimensão proporcional à distância em que a bola está, naquele momento, em relação às traves reais.*

As filmagens para o goleiro, no caso das bolas que vêm basicamente de frente, devem ser feitas sempre de *bem detrás do gol e sem redes,* para que o goleiro em treinamento possa ver a bola chegar *no plano das traves* com total clareza.

O goleiro fará todos os exercícios que os outros fizeram com as diferenças que cabem. Ele também imitará as jogadas dos jogadores, para adquirir a capacidade de antecipar. Ele não precisará fazer as jogadas que ele faria se estivesse no lugar dos jogadores – certamente não cabe. Em vez disso, *ele fará as defesas que faria se o jogo fosse real.* E aí, com todas as divisões e classificações que vimos acima, cada cena com várias velocidades, cada cena bem vista, depois imitada, depois imaginada em todas as velocidades. Ele trabalhará muitas vezes com acolchoados ao lado, a fim de poder ensaiar ou em câmara lenta ou em salto rápido e violento – tudo o que lhe parecer melhor para uma determinada defesa. Sem o fator medo de queda (ou de machucar-se), é claro que ele gozará de uma maior liberdade de experimentar, tentar, inovar.

---

* Noventa graus em relação à perpendicular ao meio da meta.

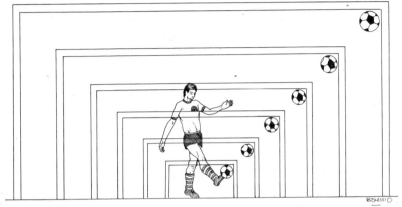

Fig. 17

Ver o texto para explicação

Os chutes bem laterais serão filmados por uma câmara que fica próxima à linha de fundo, dentro do campo, e atrás das traves em relação à origem do chute. Quer dizer, se for um escanteio que vem da direita, a câmara ficará à esquerda das traves e voltada para a origem do chute. Neste caso não tem cabimento a sobreposição do jogo com a figura das traves.

O goleiro, treinado desta maneira, gozará de todas as propriedades que antes apontamos para os demais jogadores, acrescidas de mais uma: ele poderá decidir com considerável acerto se convém ou não deixar a meta e ir em busca da bola.

Golpe de vista — um luxo?

Mas a maior vantagem destes exercícios para o goleiro *é o aperfeiçoamento do seu golpe de vista,* que poderá alcançar a precisão de um radar. Desde moleque ouço falar do golpe de vista deste ou daquele goleiro, quase como se o golpe de vista fosse um *luxo* para esta posição. Um certo toque de admiração no rosto e no tom de voz de quem fala, leva a gente, sempre que ouve falar no golpe de vista de um certo goleiro, a pensar mais ou menos assim:

"Quer dizer que *além* desta e daquela qualidade ele *ainda* tem golpe de vista!" Dir-se-ia que o golpe de vista é um floreado, um toque de estilo bonito para a exibição, mas, afinal de contas, nem tão importante assim para o jogo.

É preciso sublinhar o quanto esta impressão corrente é falsa. Como veremos no próximo capítulo, *o começo da ação está sempre nos olhos e o rendimento da ação é tanto melhor quanto mais precisa a estimativa visual.* O golpe de vista não é um luxo para o goleiro. O golpe de vista é a sua primeira e máxima virtude. Sem esta avaliação precisa, todo o seu aparelho motor falha — principalmente o salto. É sabido que muitas vezes a intervenção do goleiro limita-se a um salto quase instantâneo. Isso quer dizer precisão máxima — ou fracasso.

Se a avaliação visual da direção e velocidade da bola for apenas *ligeiramente má*, todo o trabalho do goleiro estará irremediavelmente comprometido. E, vice-versa, tudo quanto possa apurar o golpe de vista, na certa redundará em desempenho melhorado.

Adiante há mais exercícios destinados a melhorar o golpe de vista.

CAPÍTULO VII
COORDENAÇÃO MOTORA

Sempre gostei destas duas palavras — não sei realmente por quê. "Coordenação motora" parece qualificar uma coisa, de um lado bonita, de outro, fácil e natural: nossa capacidade de nos movermos, tão simples de ver e de fazer, tão incrivelmente complexa na sua organização.

Pense-se nas mãos de um pianista, de um violinista, ou de um pintor, para avaliar os requintes de finura de nosso aparelho motor.

No violino, particularmente, erros minúsculos na colocação dos dedos que fixam as cordas, levam à desafinação.

No piano, não é só o problema de acertar o dedo na tecla, mas acertar com uma *força precisa,* relacionada com a força que se fez para tocar as outras notas (essa relação é que produz a *interpretação*). Um bom pianista tem com certeza, em relação a cada tecla, a possibilidade de exercer pelo menos dez graus de esforço de percussão, obtendo com isso, outras tantas variações na intensidade de som. É preciso considerar também, a demora do dedo sobre a tecla, e aqui temos de novo um número considerável de variações. É claro, enfim, que o pianista faz a variação de tempo e de força de *cada* dedo, em *cada* percussão, *dentro de um conjunto* incrível de movimentos que são todos os movimentos necessários para executar aquela partitura!

Trata-se de acertar um dos dedos sobre um certo ponto do espaço com um movimento de percussão, graduado com precisão, em um momento exato (por vezes, centésimos de segundo!).

Este é um dos aspectos da coordenação motora, muito importante porque, a nosso ver, a principal mensagem e a principal proposta deste livro é alcançar estes limites de precisão em qualquer movimento de cada parte do corpo e do corpo todo.

Temos para nós que se os atletas alcançarem os seus limites NATURAIS de coordenação motora, alcançarão desempenhos realmente de nível artístico — sem falar da eficiência!

Os maestros famosos distinguem a nota de um violino dentro de uma orquestra, mas o grosso das pessoas mal distingue um violino de um violoncelo; quase ninguém cultiva com cuidado nenhuma categoria sensorial — nem sequer o gosto (sabor) — tão gostoso! O cego, por força das circunstâncias, desenvolve em grau extremo a audição e o tato. Mas, fora desta pressão de necessidade, mal exploramos — nem sequer pensamos em explorar — as possibilidades sensoriais de nosso corpo, que são inumeráveis, para não dizer infinitas.

Nosso corpo dispõe de não menos de 4 milhões de *pontos sensíveis independentes,* contando-se aí todas as terminações sensoriais específicas (visão, tato, audição etc.), mais o sentido muscular (proprioceptivo). O dia em que uma máquina puder fazer a estimulação adequada de toda esta sensibilidade — e esse dia não está muito longe —, começaremos a viver *Barbarela.* Os homens fechar-se-ão em uma pequena cabine de auto-estimulação e poderão ficar mil horas perdidos em si mesmos, encantados com os infindáveis arco-íris das sensações-emoções corporais.

Esta riqueza se vê bem nos animais — que não a esqueceram, nem a suprimiram. Neste sentido, os animais são indiscutivelmente superiores aos homens, isto é, no plano da sensibilidade. Eles percebem sempre tudo o que há para perceber, sem escolherem em função de preconceitos — que são regras convencionais e não naturais. Por isso seus movimentos são o que são — na sua espécie, cada um mais preciso que o outro, cada um mais bonito que o outro, cada um mais lógico que o outro.

É a sensibilidade que dá aos animais a graça que as máquinas não têm — porque as máquinas não têm sensibilidade.

Se observarmos com cuidado um gato que passeia por um muro cheio de cacos de vidros, poderemos ver que ele *está sentindo cada passo que dá.* Note-se: ele não está *olhando* — ele está *sentindo.*

Ao mesmo tempo que ele está olhando em frente, ele está sentindo o pé. Se surgir um obstáculo e ele não conseguir afastá-lo com dois ou três movimentos rápidos das patas, *então* ele olha para ver o que há para fazer.

Já nós, que andamos em superfícies artificiais planas a maior parte do tempo, caminhando quase sempre falando ou pensando, perdemos a capacidade de reagir com precisão a falhas bruscas do chão. Quando há uma falha no chão, levamos um tombo, ou percebemos com atraso e reagimos com tanta força que às vezes nos machucamos.

No treinamento esportivo tradicional, o indivíduo apenas repete interminável e mecanicamente certos movimentos, a fim de alcançar uma certa espécie de perfeição automática. Além disso, o atleta é convidado a imitar um certo modelo visual da atividade esportiva. O treinador observa-o constantemente por fora, corrigindo-o em função deste modelo — se ele está fazendo bem ou mal o gesto proposto. Se ele está fazendo "como se deve" — ou não.

Por estas e outras razões, o atleta desenvolve muito pouco sua sensibilidade muscular. Seus movimentos podem ser fortes e até precisos, mas eles são automáticos em sentido próprio: eles têm pouca sensibilidade, eles são pouco plásticos e quase nada adaptáveis. O movimento é basicamente rígido, mecânico, sem fluência.

A FLUÊNCIA é a marca do movimento sensível, a marca do movimento que a pessoa está fazendo e que ela *sente* que está fazendo.

Sempre que estas duas condições se reúnem, o movimento se faz fluente. Ele perde todos os degraus bruscos e passa de um extremo a outro, ou de um movimento para o contrário, *absolutamente sem solavancos*, sem freadas bruscas, sem acelerações de fazer "cantar" pneus! Ele sai macio.

Os movimentos só se fazem macios quando dominamos completamente o esquema motor — após termos respeitado todas as indicações sensoriais proprioceptivas de seu funcionamento! É o próprio movimento, quando *sentido*, que nos "diz" se ele está bem ou mal. Só conseguimos maciez total num movimento quando aprendemos com ele, quando o repetimos algumas vezes — *algumas* e não muitas; quando o repetimos algumas vezes *com muita atenção e cuidado*, excluindo pouco a pouco todo o modelo visual da mente.

> Quando chegamos a *sentir* o movimento do braço *fazendo-se no braço* — e só então —, alcançamos o limite de controle, porque *a sensação* nos diz quando é que executamos um movimento de forma forçada, incômoda, dolorosa, pesada ou difícil.

Os olhos não sabem (nem sentem) nada disso. É só "ouvir" esta sensibilidade e ela achará o caminho mais fácil para se conseguir o propósito intencionado.

Infelizmente é possível — é até fácil — "mandar" na mão ou na perna, como se elas fossem escravos cegos, dóceis e imbecis. As pessoas, quando manejam uma ferramenta e ela escapa ou escorrega, prorrompem em xingamentos contra... a mão boba — que "não obedeceu" a ordem que os olhos deram, que não soube fazer "como se devia..."

O que as pessoas nem de longe percebem é que *nunca deixaram a mão sentir a situação antes de começar a fazer um movimento*. Uma coisa é um parafuso que os olhos estão vendo, outra coisa é um parafuso que *a mão* e o braço estão sentindo na chave de fenda. Estas duas sensações podem discordar bastante e a verdade é que, se uma das duas estiver errada, o erro só pode ser dos olhos. Não adianta "explicar" para o parafuso que ele está com o aspecto errado, ou para a madeira, que ela "devia" ceder...

Que os músculos servem para nos mover e que eles precisam coordenar sua ação é quase intuitivo. Basta a pessoa ter uma noção mínima do que seja músculo, basta ter uma idéia sobre como se dispõem os músculos em relação aos ossos, basta dizer que os músculos se contraem, (se encurtam) para que surja uma primeira intuição sobre a coordenação muscular. Os músculos *são muitos* e é óbvio que eles têm que *trabalhar juntos*. Logo, eles têm que combinar sua ação — como se fossem um grupo de trabalhadores executando a mesma tarefa. Há uma pergunta que a intuição não faz: como, à custa de que meios, se faz esta coordenação? Como é que os músculos "sabem" quando é seu momento de contração?

Como é que eles "sabem" o *quanto* contrair-se? (É evidente que os músculos podem se contrair com força maior ou menor.)

Em suma: como é que os músculos *se comunicam* a fim de coordenar seus esforços na realização comum?

É pela PROPRIOCEPÇÃO (ou sensibilidade muscular) (Ver figs. 11/12).

É através destas sensações que os músculos "dizem" uns para os outros *como* eles estão e o *quanto* eles estão tensos ou relaxados. A mesma sensibilidade, agora presente nos *tendões e ligamentos articulares*, diz em que *velocidade* os movimentos estão se realizando.

Que fique estabelecido, então: sem o desenvolvimento cuidadoso da propriocepção os movimentos estarão para sempre aquém das suas possibilidades.

A propriocepção se manifesta interiormente sob a forma de SENSAÇÕES DE TENSÃO (mais nos músculos e tendões) e como sensação de MOVIMENTO (mais nas cápsulas e ligamentos articulares.)

Se, de olhos fechados, movermos lentamente os dedos da mão, desde o instante em que começa o movimento já sentimos que alguma coisa está se mexendo. Não preciso *olhar* para saber que os dedos estão se movendo. Se endureço o braço para carregar uma panela cheia de comida, sinto imediatamente o aumento de volume do bíceps que mantém a flexão do antebraço sobre o braço e percebo uma sensação surda de tensão muscular nesse mesmo bíceps. A pele do braço se deforma e esta deformação pode ser sentida.

Além disso, se alguém ou alguma coisa aperta com alguma força o braço ou a perna, sinto com clareza a chamada pressão profunda proveniente deste aperto — e não só na pele como na própria massa muscular.

Se, deitado de bruços e relaxado, alguém pegar meu pé e começar a fazer a flexão da perna sobre o joelho, mantendo-me eu completamente relaxado, mesmo assim percebo perfeitamente o que o outro está fazendo, pelas sensações que vêm da articulação do joelho; pelas sensações de variação de peso da perna quando ela fica mais longe ou mais perto da vertical; pela sensação de variação do apoio da coxa no plano que a sustenta, sensação que também varia quando a perna sobe ou desce; enfim, sinto bem os músculos da face posterior da coxa sendo estirados quando se deixa o pé descer, ou sendo relaxados (por força estranha) quando o indivíduo dobra minha perna e a põe quase na perpendicular.

A panela, a propriocepção e o equilíbrio

Se quisermos ter uma experiência clara do que é propriocepção e de como a coordenação motora é uma coisa global (do corpo todo), fina e complexa, podemos fazer a seguinte experiência. Vamos tomar uma panela de cabo com quatro ou 5 litros de capacidade. Vamos nos colocar de pé, segurando confortavelmente a panela na horizontal, junto a uma torneira — a panela sob a torneira. Vamos depois abrir um pouco a torneira, fazendo com que a vazão seja pequena. Fechamos os olhos e começamos a prestar atenção ao que acontece em nós, desde os dedos que seguram o cabo, depois o punho, o cotovelo, os ombros, a coluna, nossos apoios no chão, as inclinações do corpo. À medida que a panela vai se enchendo, vamos percebendo com clareza a entrada em ação de mais e mais forças musculares, que aparentemente partem da mão e vão subindo pelo braço, ombro, tronco. Mas se repetirmos a experiência várias vezes, veremos que junto com estas tensões locais *ocorre um ajustamento do corpo todo*, de forma um pouco variável de pessoa para pessoa. Alguns assentarão o pé de apoio com mais força no chão. Outros inclinarão o corpo ligeiramente em direção contrária à da panela. Outros apenas endurecerão os músculos da coluna do lado contrário ao da panela. *Há muitos modos de compensar o equilíbrio*, e cada pessoa tem seus hábitos nesta área.

Mas uma coisa é certa: não só *a cada instante* mudam *todas as tensões* do braço, como a cada instante mudam *todas as tensões* de apoio do corpo. Quase todos estes ajustes são automáticos (reflexos de estiramento).

Quando se puxa ou estira um músculo com certa rapidez (é o que o médico faz ao dar a martelada no joelho), ele se contrai automaticamente *em direção oposta* ao do estiramento (é o chute que a perna dá em resposta à martelada).

No caso da panela, o peso crescente vai estirando cada vez maior número de Unidades Motoras, e elas a cada instante aumentam mais a tensão, ao mesmo tempo que um número cada vez maior de Unidades Motoras vai entrando em atividade.

Se repetirmos a experiência várias vezes, poderemos conseguir a capacidade de realizar a tarefa com esforço mínimo. Quero dizer que na primeira vez provavelmente faremos muito mais força do que o necessário, apertando demais os dedos em torno do cabo da panela, fazendo força inútil no punho, enrijecendo demasiadamente o cotovelo e assim por diante. Mas dentro da onda crescente de tensão muscular, que vai tomando nosso corpo na medida que a panela se enche, perceberemos com certa clareza os grandes núcleos de tensão estática preexistentes, nossas áreas de tensão muscular inútil.

Sobre um fundo que cresce com regularidade é fácil perceber irregularidades ou "degraus".

Será igualmente útil — se não mais — conseguir um meio de *esvaziar a panela gradualmente*. Podemos substituí-la por uma lata porém adaptando-lhe um cabo, e fazendo um furo no fundo.

> Ver-se-á então, em ato, uma das regras fundamentais da movimentação de boa qualidade: *o desarmar de tensões é um processo tão complexo e tão bem organizado quanto o armar de tensões.*

Quem passa bruscamente de um conjunto de tensões para outro, sem perceber que desarmou um e armou o outro, tem freqüentemente uma sensação persistente de nunca passar *por si mesmo*. Ele sai de uma situação e entra em outra, faz um movimento e depois o seguinte, *sem sensação de continuidade*. Não é *ele* que faz; o movimento *se* faz — sozinho.

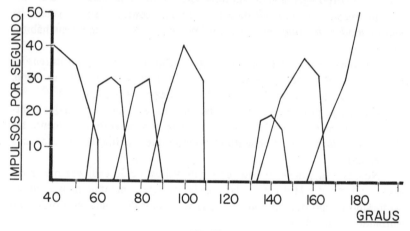

Fig. 18

A figura acima ilustra a excitação de sete fibras nervosas diferentes, que saem de sete receptores situados na cápsula articular do joelho do gato. Note-se que a cento e oitenta graus de angulação, um dos receptores é estimulado; a cento e quarenta graus, dois são estimulados e assim por diante. A sinalização destes receptores articulares mantém o Sistema Nervoso continuamente informado a respeito do movimento angular, ou da posição da articulação. Isto é, a angulagem determina *qual* o receptor estimulado e *o quanto* ele é estimulado; a partir destes dois dados o cérebro sabe o quanto a junta está flectida.

GUYTON, fig. 7.1

RESPOSTA DE NEURÔNIOS TALÂMICOS

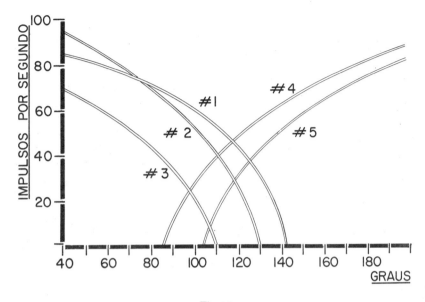

Fig. 19

Nesta figura se mostra a resposta de cinco neurônios *isolados* do tálamo; estes cinco neurônios estão no campo talâmico referente ao joelho (em paralelo com a figura anterior). A figura mostra que os neurônios talâmicos são excitados quando o ângulo da articulação é máximo *ou* mínimo. Nos dois casos, quando o ângulo vai mudando, a excitação do neurônio é maior ou menor conforme a *direção* do movimento.

Assim os sinais dos receptores são integrados dando *excitações progressivas* nos neurônios talâmicos, conforme a junta se move em *uma* direção. A outra alternativa seria a resposta "tudo ou nada" quando a junta se move, e a *cada* movimento da junta.

Convém assinalar a *precisão* destes experimentos. Em um registram-se as excitações de fibras nervosas, uma por uma. No outro registra-se a excitação de *um* corpo celular. Insistimos no fato porque ele demonstra *quão adiantados* estão estes estudos sem que se pense em aplicá-los á movimentação esportiva.

GUYTON, fig. 7.8

Consideremos mais um aspecto da propriocepção.

Se num automóvel, ao lado do motorista, quero falar com o companheiro de trás, torço o corpo e me sinto incômodo; quase que automaticamente corrijo esta posição, girando mais o corpo ou pondo uma perna dobrada sobre o banco.

A propriocepção não existe como sensação independente, autônoma, desligada da REAÇÃO muscular.

Posso ouvir música deitado e relaxado — por exemplo. Posso usar de um órgão de sentido — no caso os ouvidos — sem fazer nada, nem antes, nem durante, nem depois. Mas temos sensibilidade muscular apenas para perceber que os movimentos estão sendo mal feitos — e para corrigi-los automaticamente. Só com treino deliberado e de certo modo "contra a natureza" é que posso perceber que estou mal colocado — *e permanecer assim*. Ninguém *fica* numa posição incômoda, se puder mudá-la. De outra parte, preciso assinalar e sublinhar que a maior parte das pessoas leva o corpo indevidamente inclinado para um lado ou para outro, torcido, preso, relaxado demais (solicitando em excesso os ligamentos articulares) ou contraído demais, e comprimindo as juntas e os órgãos internos. A imensa maioria das pessoas coloca mal o próprio corpo e faz mal quase todos os movimentos que executa.

Como conciliar este dado, maciço e incontestável, com nossa declaração prévia, de que a propriocepção nos permite — quase nos *obriga* a corrigir os próprios defeitos de posição e movimentos?

Wilhelm Reich, o psicanalista genial que fez a psicanálise dos gestos, das expressões, das atitudes corporais, demonstrou que tudo aquilo que a psicanálise chama de defesa ou resistência inconsciente está *no corpo* sob a forma de um conjunto de tensões musculares crônicas (atitude típica), ou na forma de um ou mais gestos maquinais, sempre iguais. O conjunto destas tensões musculares crônicas fazem o *caráter* da pessoa, seu jeito básico, sua figura usual. Tecnicamente este jeito é chamado a Couraça Muscular do Caráter. Na linguagem coloquial falamos na "casca" do indivíduo, sua "máscara", a "pose" atrás da qual ele se esconde, seu "jeitão".

Como se forma esta couraça?

Pela retenção de emoções e sentimentos. Quando "seguramos" raiva, medo, choro, mágoa, amor, inveja, comportamo-nos como *duas* pessoas,

— *Uma* que *vai fazer* os movimentos ditados pela emoção: bater, chutar, gritar, correr, chorar, pegar, abraçar.

— *Outra* que *segura* a primeira — exatamente como seguraríamos um amigo que quisesse brigar.

Isto leva o corpo — como se pode imaginar — a posições muito especiais e estranhas — porque nele existem *os dois* — o que quer agir e o que quer segurar.

O que impede a percepção destas tensões musculares incômodas *é a repressão*. Se *sentíssemos* nosso corpo torto, ele tenderia a se indireitar — e todas as nossas emoções poderiam fluir — e nos levar a ações tidas como impróprias. Então, "fazemos de conta" que não percebemos nada, nem emoções, nem a vontade de fazer coisas e... nem o corpo!

Na infância, quando o processo de repressão começou, segurar-se era incômodo. A criança se dava conta disto, fazia correrias inesperadas, tinha pequenos tiques e repuxões musculares, era inquieta ou ficava sempre de um mesmo jeito — quase caricatural. Todo mundo dizia: "Isto passa. É a idade..." A criança que se obriga a ficar assim para esconder ou controlar suas sensações, seus desejos, seus amores e seus ódios, aos poucos deixa de se perceber nestas posturas forçadas. Pior do que isso: os novos movimentos que ela aprender realizar-se-ão sobre esta base "torta" e assim sua postura básica vai piorando. Isto é, todo o aprendizado motor feito sobre as repressões prévias, *é cada vez mais inadequado.*

Considere-se o modelo de um cachorrinho que sofreu fratura de uma perna que depois ficou mal consolidada. Sua marcha é torta — é difícil — e menos eficiente. Tudo o que ele aprender *depois* do acidente o fará ficar cada vez mais torto — ou lhe será impossível aprender. Mais: sua maneira de fazer as coisas será diferente e na certa pior do que a maneira dos demais cães.

Todos nós sofremos "desastres" na infância (e depois também) e todos nós *aprendemos a viver tortos.* É fácil imaginar o quanto a Couraça pode prejudicar o rendimento de um atleta.

A esta luz nosso treinamento pode ter efeitos profundos sobre a personalidade dos atletas, no sentido de desamarrá-los, de desfazer sua Couraça Muscular do Caráter — que perturba e limita seriamente *os movimentos* de todos nós.

O olhar está no começo, no durante e no fim da ação

Outro gigantesco capítulo da coordenação motora que é pouco e mal descrito nos textos de fisiologia, de cinesiologia, de biomecânica, ou nos de Educação Física, *é a participação absolutamente fundamental dos olhos nos movimentos.*

Sempre que chegamos a um lugar novo, o que fazemos antes de mais nada é mover os olhos em todas as direções numa espécie de pesquisa preliminar sobre se há pontos de maior interesse ou se existe alguma espécie de risco na situação.

O olhar é o nosso radar.

Digamos que um ponto nos chamou a atenção, que lá existe um objeto que nos interessa. *É o olhar que marca a direção da translação e automaticamente o corpo se inclina ou começa a mover-se na direção fixada pelo olhar.* É o olhar que vai medindo a distância entre eu e o objeto e, quando estou próximo dele, *é pelo olhar que começo a modelar o corpo e a mão a fim de preparar a abordagem.*

103

Se vou pegar pela alça uma mala que está no chão, prepararei o corpo e farei um movimento muito diferente do que eu faria, se fosse estender os dois braços para uma criança que está no chão. É bem diferente a atitude do jogador de futebol preparado para "matar" uma bola que vem rápida a meia altura, quando comparada com a atitude do jogador pronto a "matar" uma bola que vem "pingando" do alto.

Um instante antes da ação, o corpo precisa preparar uma base para esta ação. São os olhos que permitem esta pré-modelagem, que fazem a *pré*-paração (pré-parar significa "parar antes"). Imediatamente depois de realizada a ação, o corpo precisa ter preparado uma outra posição estável, que será base para um novo movimento e assim sucessivamente. Também nesta posição final os olhos intervêm, estabilizando o corpo (os olhos são muito importantes para o equilíbrio). Exemplo: ao escorregar, todos nós *primeiro* fixamos a direção do olhar *e por meio dela* nos recolocamos em posição estável.

Já vimos o quanto 2/3 do cérebro funcionam precisamente nesta função de antecipação e preparação motora, no circuito altamente integrado entre olhos e centros cerebrais de movimentos. No espaço onde estou ou chego existem lugares onde dá para passar e outros onde não dá. Há níveis diversos, ou o lugar é plano, o chão é homogêneo ou heterogêneo, próximo temos coisas que podem nos agradar, outras que podem nos prejudicar e muitas que nos são indiferentes. É através do aparelho visual que fazemos a todo instante os ajustes que são necessários, de um lado, entre a posição e movimentação de meu corpo; de outro, o lugar ou o espaço no qual estou. *A pesquisa ocular vai processando automaticamente este conjunto de dados.*

> Coordenação motora sem olhos é um conjunto sem sentido. A primeira coordenação a ser feita é entre o cenário com seus objetos e meu corpo movendo-se dentro dele. Esta é a função primária do olhar. Os olhos, a rigor, não foram feitos *para ver* — sem mais. Eles foram feitos *para orientar e coordenar a ação* do sujeito na cena — no mundo.

Como se não bastasse esta evidente e importante função objetiva, vimos, ao falar da imaginação, que os olhos servem também para a gente olhar para dentro, e também aí sua função é muito importante para os movimentos interiores. A ORIENTAÇÃO, no mundo de fora ou no de dentro, é sempre a PRIMEIRA função a se realizar. Ela é a condição necessária para tudo o mais. Ora, orientação e olhos são praticamente sinônimos.

Os olhos são o centro da coordenação muscular, o *nó* mais denso da complexa rede que une o objeto complexamente automóvel que sou eu, a um mundo igualmente complexo na estrutura espacial e no número de objetos e pessoas que podem ser úteis (bons) e perigosos (maus).

Avaliação das distâncias horizontais

Grande número de jogadas falham porque as pessoas não conseguem avaliar com a rapidez necessária as distâncias que estão uma das outras, nem calcular as trajetórias de colisão entre elas. É evidente que, se cada jogador conseguisse ver o jogo como se ele estivesse apreciando o campo verticalmente de cima para baixo (como se estivesse em um helicóptero), perceberia muito melhor quais os claros e as distâncias críticas que permitem as boas jogadas.

O que se poderia fazer para dar ao jogador em campo uma visão tão boa como a de um jogador que visse o jogo "de cima"? Antes de mais nada, poder-se-ia filmar uma porção de jogos, de helicóptero mesmo, e depois mostrar o jogo aos jogadores. Já seria uma excelente lição se eles se acostumassem, ao menos mentalmente, a ver um jogo desta maneira. É a situação ideal para calcular distâncias e velocidades. Aqui caberia de novo o emprego da câmara cinematográfica e de novo em câmara lenta — para melhor estudo por parte dos jogadores e dos treinadores.

Outro modo de melhorar a avaliação das distâncias é o aprimoramento da mirada.

Os olhos avaliam distâncias de vários modos; um deles é pela convergência dos dois globos oculares.

EXERCÍCIOS PARA AFINAR A MIRADA
(Como melhorar a sensação e o controle da convergência)

Se acompanharmos um objeto de olhos abertos, digamos, um avião, nossos olhos conseguem fazer movimentos muito precisos, macios e suaves de rastreio do objeto. Já se fecharmos os olhos e quisermos *imaginar* o mesmo movimento, certamente o decomporemos numa porção de pequenos saltos. É assim que os olhos funcionam habitualmente. Creio — ainda quando o ponto me pareça aberto a dúvidas e pesquisas — que seria bom treinar o aparelho ocular com objetos de movimentação precisa.

Por exemplo: toma-se um trilho de alumínio forte, — que resista à flexão quando atuado pelo próprio peso — com 6 me-

105

tros de comprimento, com uma pequena canaleta. Nesta canaleta deslisa uma bolinha de aço. Podemos fazer o atleta acompanhar a bolinha de aço numa porção de movimentos que ela faça, à custa de pequenas inclinações da canaleta. Ele veria o deslisar da bolinha de aço pelo ponto brilhante que a bola de aço sempre tem. Ele observaria a bolinha ao sair diretamente da ponta de seu nariz e indo para a frente, como também observaria, muitas vezes, a bolinha de uma porção de ângulos e de distâncias, sempre indo e vindo com muita precisão, às vezes mais depressa, às vezes mais devagar.

Algo semelhante poderia ser feito com um círculo metálico relativamente grande — 3 a 4 m de diâmetro — igualmente com uma canaleta, e também com uma bolinha de aço rolando nela enquanto ela sofre pequenas inclinações para um lado e para outro.

Enfim, uma simples bolinha de aço, suspensa por um fio de dois metros de altura, e balançando como um pêndulo, poderia ser um excelente alvo de observação, para regularizar a movimentação dos olhos, para afinar o rastreio, a convergência (os dois olhos fixos *no mesmo* ponto) e a acomodação.

Mais tarde, quando o atleta passasse a fazer exercícios de equilíbrio em balanços, seria de se pensar na conveniência de usar um balanço amplo, no qual o indivíduo possa estar inicialmente deitado, com a bolinha de aço balançando *acima* dele, às vezes em sincronismo com o seu balanço, às vezes sem sincronia.

Se além disso fosse possível projetar no teto cenas comuns de futebol, então o atleta estaria tendo um treino espantosamente delicado de movimentação em todos os níveis e em todos os planos. Seu corpo estaria balançando, seus olhos estariam acompanhando um objeto que balança e no fundo do campo visual ele teria toda uma cena de movimentação.

Se o indivíduo conseguir tolerar estes três movimentos simultaneamente sem enjoar, creio que ele conseguirá uma visão dinâmica da realidade absolutamente inimaginável para quem não tenha passado por este treinamento. No entanto, essa é nossa visão original... Podemos mostrar que uma parte importante dos dispositivos visuais do nosso cérebro se destinam a *fixar o mundo*, a imobilizá-lo de algum modo. Quando movemos os olhos rapidamente de um lado para o outro, deveríamos ter a sensação clara de que a paisagem correu em sentido contrário, de que os objetos deixaram um rastro (como os cometas), de que os objetos distantes ficam duplicados (quando estou olhando para perto). Mas sabemos que não é assim.

Se adquirirmos estas sensações originais de mobilidade, é possível que se possa integrá-las à movimentação, criando um tipo de atleta incrivelmente móvel, tanto no que se refere ao seu próprio corpo, como no que se refere à sua movimentação entre pessoas e coisas.

Porque a canaleta é de 6 metros?

Medidas bastante precisas mostraram que além dos 6 m, tanto a acomodação como a convergência são de todo desprezíveis. Para familiarizar o leitor com o fato: sabemos que nas máquinas fotográficas temos medidas de distância desde a mínima distância a que se pode fotografar, até o infinito. Os primeiros "passos" da lente, são marcados de metro em metro; depois de uns tantos passos, aparece apenas o sinal de "infinito". Nossos olhos, neste particular, são comparáveis a uma câmara. É por isso que o dispositivo de visão exata não precisa ir além de 6 m de comprimento.

Quando o indivíduo treinar com este brilho puntiforme de bolinhas de aço correndo em trilhos, de vários ângulos e de vários modos, acredito que adquirirá *uma precisão notável no dirigir a visão central da retina*, naquilo que poderíamos chamar a olhada ou a mirada. O fato é comparável ao que ocorre com os atiradores, que têm de apontar a arma na direção do alvo. Fazer a mirada é precisamente alinhar o olho do atirador com a primeira marca no cano, com a segunda marca no cano e com o alvo. Este é o momento do tiro.

O atleta treinado com as bolinhas *e advertido constantemente para que fixe com cuidado* o ponto brilhante, na certa desenvolverá bastante esta capacidade. É de se supor, depois, que todos os seus movimentos se ajustarão melhor, tendo em vista o exposto sobre coordenação motora.

É certo para mim que a maior parte das pessoas movimenta os olhos com pouca precisão — em relação à precisão que a direção do olhar pode ter.

Quando é difícil resistir ao olhar de uma pessoa, é porque ela mira com precisão. Já quando somos olhados de soslaio, quando o olhar do outro cruza distraidamente nosso rosto, quando ele nos dá uma olhadela fugidia, é claro que em todas estas situações a visão propriamente dita é muito precária. A pessoa *se impõe* pouco. Neste relancear, ela apenas capta uma ou outra "dica" do que lhe interessa. Ela não vê tudo o que se pode ver — vê só um pouco. Quando somos olhados por uma pessoa estrábica, sentimos certo constrangimento. Talvez sintamos que estamos sendo olhados por duas pessoas.

Como a direção do olhar é o começo da ação, quanto mais precisa a convergência (a colocação das direções dos dois olhos *exatamente* no mesmo ponto), mais iminente a ação.

Sabe-se ainda que, de regra, um dos olhos se fixa primeiro e o outro (sempre o mesmo) o segue. Sabe-se, enfim, que na maior parte das pessoas o olhar não é *precisamente* convergente; olhados com atenção, quase todos dão uma leve sensação de serem estrábicos.

O treinamento da mirada – como foi proposto – organiza estes fatos e, mais do que os fatos, *organiza os movimentos* – sempre na direção da maior precisão.

COMO MELHORAR A VISÃO PERIFÉRICA DA RETINA

Sabemos que a retina humana que é uma meia esfera, tem um ponto minúsculo, a fóvea, – com 0,5 mm de diâmetro – através do qual se realiza a

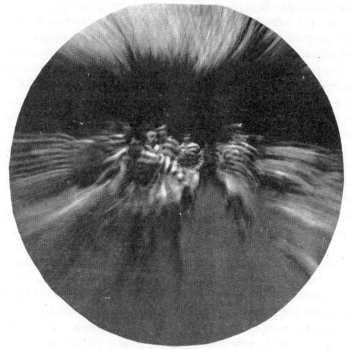

Fig. 20

É assim que os olhos vêem: um centro minúsculo de nitidez máxima – em branco-e-preto – cercado de um círculo grande (cerca de 200º.) onde a nitidez diminui rapidamente de início e depois pouco a pouco, até ficar de todo borrada.

A periferia da retina percebe, porém melhor que o centro, tanto a luminosidade, quanto a cor e o movimento. Por isso, ela percebe melhor *o conjunto* do campo visual.

Campo visual é toda a área que se vê quando os olhos se fixam em um ponto.

visão absolutamente nítida em preto e branco. A partir deste ponto – é quase um ponto – a capacidade discriminativa da retina cai a um décimo e continua diminuindo à medida que caminhamos para a periferia da mesma. No entanto, a periferia da retina, que não distingue formas com clareza, denuncia *conjuntos em movimento* com muito mais sensibilidade do que a fóvea (central).

Modelos:

– um binóculo com cone focal muito estreito e campo em torno desfocado.

– Caçador de carabina em posição, no ombro, buscando, fixando e depois seguindo a ave em vôo. Esta é a visão central.

A visão periférica é muito sensível à percepção de movimento *a fim de* orientar a visão central. Quando, olhando numa direção, algo acontece mais para um lado, não sabemos, de início, do que se trata. Mas no instante seguinte *esta* percepção "chama" o olho para o lugar do novo acontecimento e este "entra em foco": é olhado diretamente e visto com nitidez.

Modelo infantil: quantos de nós não se assustaram, na infância, com duas situações.

– Olhar para o canto do telhado quando há nuvens correndo no céu. O movimento das nuvens (fundo, periferia, *habitualmente fixo*) é visto atrás do canto da casa, que parece estar caindo.

– No mar, bem na beirada. O vivo movimento da espuma que volta para o mar – como se fosse um chão móvel – dá a sensação de que *a gente* está correndo.

Nos dois casos a explicação é clara. O "fundo" – cenário – captado pela periferia da retina, de regra *é fixo* – porque sempre que ele se move *a gente* olha para o movimento (que passa a ser centro.) Mas se *toda* a periferia corre na mesma direção, ficamos confusos.

É claro que perceber um conjunto de coisas em movimento é essencial para o futebol, onde o jogador que está para receber a bola tem que necessariamente fazer uma boa idéia do conjunto da situação, de quantos companheiros estão dentro do seu raio de visão e do seu raio de ação, quantos oponentes estão nesta mesma área, qual a disposição de todos eles, quais os movimentos e as velocidades relativas de todos eles.

A situação de um jogador que recebe a bola, é mais ou menos a de um cidadão motorizado quando atravessa um cruzamento de 5 ruas...

Podemos fazer alguma coisa a respeito? Podemos. Os exercícios parecem brinquedo mas podem ser eficazes.

A primeira tentativa a fazer seria convidar os atletas a usarem uns tantos óculos. Um destes óculos seria todo preto com duas áreas transparentes minúsculas exatamente em frente do centro da pupila e a uma certa distância dela — digamos 10 cm. (Creio que a óptica resolve, hoje em dia, o problema da difração da luz quando passa por orifício pequeno.) Com esses óculos ele ganharia *experiência* do que é a visão central da retina. Ele separaria mentalmente o centro da periferia como duas áreas de propriedades diferentes, o que a maioria das pessoas não consegue fazer.

Que o leitor olhe para o pingo de um *i* e perceba, sem mudar a direção dos olhos, que *em volta* a visão já é borrada: no pé do *i* e nas duas letras adjacentes.

Em seguida, usando óculos situados bem mais adiante dos olhos, cerca de 15 cm, de novo o atleta passearia pelas imediações do seu local de treinamento, olhando sempre rigorosamente em frente, para um pequeno ponto negro situado no centro das duas lentes transparentes, distantes entre si exatamente da distância interpupilar do atleta. Convidado a manter os olhos fixos nesses pontos, ele estaria treinando aos poucos a percepção de tudo o que se passa *em volta* desse ponto; ele estaria aos poucos se familiarizando e ampliando sua sensibilidade para a visão periférica da retina.

Em outras ocasiões convidaríamos os atletas, às vezes com um óculos, às vezes com outro, a assistirem cinema ou televisão. Assim eles teriam um movimento variado e animado, *num quadro bem menor do que o quadro real*, o que de novo viria melhorar sua capacidade de perceber conjuntos. Poderíamos usar um "zoom" tanto na tela quanto no assento do atleta, que seria móvel. O indivíduo começaria assistindo a um filme projetado num quadro do tamanho de uma tela de TV; a cada tantos segundos, o quadro se ampliaria e o atleta se aproximaria, até alcançar o tamanho da realidade conforme os olhos a percebem usualmente.

Outra maneira de conseguir resultado semelhante seria colocar, sobre a tela da televisão ou do cinema, uma pequena mancha escura bem nítida, cada dia num ponto diferente da tela. O atleta, agora, sem óculos nenhum. Pediríamos a ele que observasse alternativamente o quadro, primeiro à vontade, de acordo com os movimentos espontâneos dos olhos, e depois, durante um outro período, *olhando fixamente para o ponto imóvel pintado sobre a tela, porém tentando* ver *o que se passa na tela toda — sem desviar o olhar.*

Há um exercício que quase toda criança fez, de brinquedo, e que se presta muito bem para sensibilizar as pessoas para a visão periférica da retina. Convida-se o indivíduo, de pé, a que estenda o braço direito bem para a frente com o indicador apontado para a frente. Pedimos a ele que comece a balançar o corpo amplamente, o braço girando na horizontal — de um extremo a outro — junto com os ombros e a cabeça. Pediremos a ele que olhe sempre na direção do indicador, mas que procure perceber, cada vez mais o melhor, *não o dedo que se mexe mas o cenário que corre em relação ao dedo* — no plano de fundo. Não é preciso grande treinamento para começar a perceber esta rotação do mundo quando o corpo balança. O problema é fixar com grande clareza esta sensação de giro do mundo que o indicador aponta. Depois de ter feito movimento na horizontal, onde é mais fácil conseguir a ilusão, solicitaremos também movimento na vertical, indo o dedo indicador desde para cima e para trás, correndo num ato contínuo, até a frente do atleta e até apontar para o chão, entre as pernas do personagem. De novo assentaremos que o *importante é perceber o cenário que corre* e não o dedo que aponta. Conseguindo este duplo resultado básico, exploraremos outros diâmetros do campo visual, e com o tempo poderemos "brincar de aviãozinho". Imaginando que a mão direita, aplanada, seja o plano da asa de um avião, vamos andando e fazendo todas as manobras aéreas com a mão. Se elas são feitas num certo ritmo e se ficarmos bem atentos ao movimento do cenário, poderemos ter uma certa ilusão de que estamos dentro do avião vendo o mundo girar periodicamente numa direção ou na outra.

TODO "CENÁRIO" FAZ PARTE DA VISÃO PERIFÉRICA DA RETINA.

Dadas as profundas correlações entre a visão e os movimentos oculares de um lado, e os movimentos do corpo de outro, será importante proceder com cautela nesse treinamento. Apesar do seu aspecto ingênuo, de brinquedo, é possível que ele tenha repercussões importantes na organização do funcionamento de todo o Sistema Nervoso do indivíduo.

Em brinquedos de parques de diversões, podemos solicitar do atleta que use estes aparelhos, porém fixando o olhar num ponto imóvel. Deste modo pode-se também conseguir uma intensa acentuação da sensação de movimento que os olhos percebem *em volta* do ponto fixo.

Freqüentemente os atletas serão convidados a andar de bicicleta (poderia ser de automóvel também), *fazendo fixações bem determinadas dos olhos*. Neste momento, olho para aquele portão; quando a direção do percurso varia, passo então a olhar para o alto daquela casa; depois outra volta e então olho para a lâmpada daquele poste. Cada vez que fixo os olhos, mantendo-os fixos durante muitos segundos, sentindo não só todo o cenário que ocorre em função do meu movimento, como sentindo, a cada mudança de olhar, o quanto o mundo "corre" em direções diferentes conforme a direção para a qual estou olhando.

O ponto mais crítico no treinamento da visão periférica da retina, é levar o indivíduo pouco a pouco a controlar ou a se tornar insensível à *sensação de enjôo ou de náusea* que facilmente aparece, quando vemos um cenário que balança em todas as direções. Vencer esta sensação de náusea seria fundamental para que o indivíduo pudesse perceber todos os movimentos do mundo e todos os movimentos próprios como ondulações contínuas – o que eles realmente são. Quero dizer que os olhos, situados na nossa cabeça, se movem conosco exatamente como se fossem o que os cinegrafistas chamam "câmara na mão". Esta câmara na mão sofre o efeito de todos os movimentos que *nós* fazemos, não só de giro para um lado e para outro, de inclinação da cabeça, como também todas as subidas e descidas de cada passo que damos quando andamos. Portanto, o nosso "cinema" interior, a mensagem concreta que o cérebro recebe dos olhos, é que o mundo é oscilante, flutuante e giratório. É de se supor – mas não podemos tomar como coisa certa – que se aprendêssemos a perceber com clareza o que a periferia da retina retrata, SEM FICARMOS ENJOADOS, então poderíamos ver e estar no mundo com uma fluidez perfeita, quase como a da cobra: deslizando/ondulando. Mesmo de pé, mesmo andando ou correndo, nós na verdade estaríamos deslizando no mundo dentro da mais completa fluidez e continuidade.

A coordenação muscular

Agora podemos falar da coordenação motora ou muscular propriamente dita. Recordemos os termos atitude (postura, posição) e ação (gesto, movimento).

Uma ATITUDE se compõe e se mantém à custa de um sistema de tensões musculares *estáveis*, sempre muito semelhantes entre si, que se *conservam* durante muitos instantes ou até durante muitos minutos.

Um MOVIMENTO é uma ocorrência, é um acontecimento, é um processo – que se desenvolve. Para executar um movimento é preciso que um grupo considerável de tensões musculares ocorra numa ordem bastante rigorosa e que, logo após, inúmeras tensões musculares ocorram em ordem inversa, freando tudo o que está em movimento.

112

Enfim: no futebol, um movimento amplo e poderoso como um chute pode ocorrer em 1/10 de segundo!

A coordenação motora é chamada estática no caso das atitudes e dinâmica no caso dos movimentos. No limite não sabemos se estamos lidando com uma atitude ou com um movimento, porque eles se sucedem continuamente, transitam de um para outro insensível e interminavelmente (ver fig. 19).

Para compreender algumas das dificuldades da coordenação motora, é preciso revisualizar nosso corpo.

O esqueleto humano de tão visto e familiar, já não diz nada para ninguém a respeito das incríveis dificuldades mecânicas do nosso movimento. Nós somos um boneco com cerca de duzentos e poucos ossos, outras tantas articulações e cerca de 500 músculos. Mas estes números dizem pouco. Nossas juntas verdadeiras não são tantas quanto as que a Anatomia descreve. Proponho, para simplificar o pensamento, os seguintes grupos ou categorias de *articulações* do nosso corpo:

1º – os dedos, mais mãos e punhos – 1 conjunto;
2º – o cotovelo;
3º – o ombro;
4º – a coluna cervical;
5º – as costelas com o diafragma e a coluna dorsal;
6º – a coluna lombar;
7º – a articulação coxo-femural;
8º – a articulação do joelho;
9º – a articulação do tornozelo;
10º – o pé e todas as suas juntas.

Todos os nossos ossos podem ser considerados alavancas rígidas. Todas as nossas juntas são muito deslizantes e bem lubrificadas. Porém, todas elas têm limites bem definidos de movimentação, seja pela forma da superfície articular, seja pelos ligamentos que a consolidam. No cotovelo, por exemplo, temos o osso cúbito articulando-se ao úmero, de acordo com o princípio de uma tróclea, de uma garganta de roldana. No úmero temos um canal e no cúbito uma saliência bem adaptada ao canal. Daí ser impossível, estando o homem em posição anatômica (de pé, braços junto ao corpo, com as palmas das mãos para a frente), fazer o antebraço (só ele) *afastar-se* do tronco. Já a cabeça do rádio articula-se ao mesmo osso úmero à custa do princípio de uma esfera oca (rádio) sob uma esfera cheia (úmero) – portanto, liberdade de movimento em *todas* as direções. Mas o rádio articula-se ao mesmo tempo com o cúbito, segundo o princípio de um cilindro cheio contido por um cilindro oco. É assim que se faz possível o movimento em "X" dos dois ossos do antebraço – os movimentos chamados de pronação (palma da mão

113

COORDENAÇÃO MUSCULAR

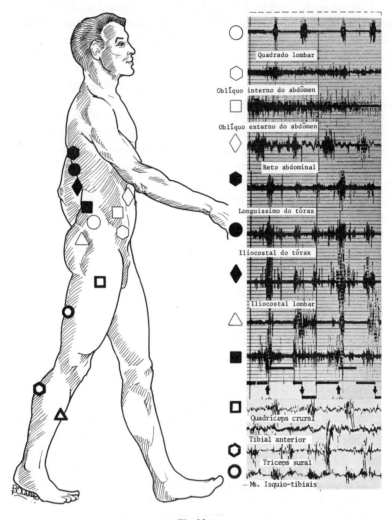

Fig. 21-a

Eletromiograma múltiplo e simultâneo dos músculos do tronco e das pernas que intercedem na marcha. Última linha do gráfico:

Flecha para baixo — Contacto do calcanhar *direito* com o solo
Flecha para cima — Contacto do calcanhar *esquerdo* com o solo.
Cada linha horizontal do papel do gráfico vale 25 microvolts.

BASMAJIAN

AS ALAVANCAS DA MARCHA E SEUS MOVIMENTOS

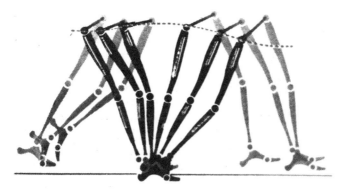

Fig. 21-b

Andar é a atividade mais comum do homem. Ao andar acionamos um número considerável de músculos — variável conforme o tipo e o ritmo da marcha.

O movimento aparentemente contínuo da marcha é decomposto pelo instrumental de análise em numerosos instantes, cada qual com um coeficiente de aceleração ligado à inércia do corpo que se move, e aos numerosos pequenos impulsos e apoios que músculos e esqueleto vão organizando. Basta ver os gráficos para perceber quão breve e quão precisos estes impulsos têm que ser, como se sucedem numa ordem fixa tão regular quanto a marcha.

Como se vê pelo tempo registrado no gráfico (um segundo), cada impulso motor dura em torno de três a quatro décimos de segundo.

As pequenas irregularidades fáceis de perceber no eletromiograma se devem na certa a pequenos desequilíbrios antero-posteriores ou laterais *durante* a marcha.

Por que se contraem os músculos do tronco com a marcha?
Para equilibrar o tronco e para frear momentos de inércia. Cada passo, ao mesmo tempo que impele o corpo para a frente, imprime a ele um ligeiro movimento de rotação — o que nos faz mover os braços *alternando* com as pernas. Os músculos do tronco têm que ajustar estes dois balanços inversos para que eles se equilibrem, tanto no sentido de impedir uma queda, quanto no sentido de distribuir *esforços iguais* pelos dois lados das duas cinturas — pélvica e escapular (bacia e ombros).

Mas outras coisas acontecem durante a marcha e que não cabe analisar aqui.
Repare-se, como na prancha anterior, o que é a coordenação muscular.
Quase comparamos o corpo com uma *engrenagem* — cada dente um impulso. Só que a *forma* de nossa engrenagem não tem nada a ver com uma engrenagem propriamente dita. Nossas alavancas desiguais com esforços desiguais, exigem muito do computador cerebral a fim de se manterem eficientes e equilibradas com uma infinidade de pequenos impulsos simultâneos ou sucessivos.

Nota: Imagem composta com dados heterogêneos.
  É para dar uma idéia do que se passa.
  Não é precisa nem completa.

115

para baixo) e de supinação (palma da mão para cima). E é assim que *só estes* movimentos podem ser feitos.

A junta mais móvel do corpo é a do ombro, a segunda é a da coxa com a bacia. Depois vamos tendo movimentos cada vez mais limitados até chegarmos a articulações praticamente imóveis, como as do púbis as do sacro com os ossos ilíacos, as suturas cranianas.

O importante a guardar é que nosso boneco, embora muito complexamente articulado, não é feito de juntas todas elas com liberdade total de movimento. Para análise, fiquemos apenas com os grandes segmentos do corpo.

O tronco, mais pesado em baixo, é sempre o centro dos movimentos. O centro da gravidade usual do corpo humano em posição anatômica (ver fig. 21) está situado entre a segunda e a terceira vértebra sacra, quando visto em projeção frontal. Em projeção lateral, ele está na junção dos 2/3 anteriores com o terço posterior da espessura do baixo-ventre. Para pensar, podemos considerá-lo situado no centro da bacia. Mas é preciso assinalar que este centro não é um lugar fixo e em absoluto corresponde a um órgão anatômico, a um objeto ou a um ponto concreto. Conforme a posição do tronco e a disposição dos braços e pernas, o centro de gravidade pode mudar de posição. Quando, de pé, nos debruçamos até as mãos tocarem o chão, o centro de gravidade está *fora* do corpo!

Qual a importância do centro de gravidade em um boneco articulado? É que onde ele está é o lugar de movimento *mais lento do conjunto*, é o lugar *mais pesado* e é o lugar em *relação ao qual* todas as outras partes *tendem* a se mover − como satélites em relação ao planeta.

Façamos um boneco de isopor com um braço de chumbo (aí estará o centro de gravidade do boneco). Se brincarmos com ele, verificaremos que o braço está sempre no centro dos movimentos − ou próximo dele.

Quando a vertical baixada do centro de gravidade cai fora do polígono de sustentação, o boneco cai. (Polígono de sustentação é o que se obtém ligando entre si, sucessivamente, os pontos de contacto do objeto com o plano de apoio.)

No que interessa mais de perto à coordenação muscular, é importante considerar cada segmento articulado do corpo (cabeça, antebraço, perna, etc.) como se elas estivessem *penduradas* no corpo − realmente como um peso amarrado com um cordel. Cada um destes segmentos tem seu centro de gravidade e a análise mecânica lida com estes centros − os tais satélites do planeta − que seria o tronco.

A maior parte das pessoas não se dá conta de que, ao fazerem qualquer movimento, elas se apoiam no lugar mais pesado do corpo (lugar do centro de gravidade) e depois "jogam" as demais partes do corpo para cá ou para lá; em seguida, "ancorados" no mesmo centro, freiam as partes que estão

CENTRO DE GRAVIDADE DO CORPO – PESO E CENTROS DE GRAVIDADE DE SUAS PARTES

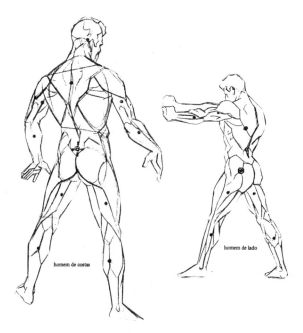

Fig. 22

Figuras: "A arte de Desenhar" de Renato Silva, Vol. 15 pags. 4 e 5

Peso relativo das várias partes do corpo

	%	Homem de 70 kg
Peso total	100	70 kg
cabeça	7	4,9
tronco	42,7	29,9
coxa	11,6	8,1
perna	5,3	3,7
pé	1,8	1,3
braço	3,4	2,4
antebraço	2,3	1,6
mão	0,8	0,6

Tabela: "Notions d'analyse des Mouvements do corps Humain", F. Vandervael, Ed. Maloine, Paris, 1954, pag. 10

RAMPAS DE CENTRO DE GRAVIDADE

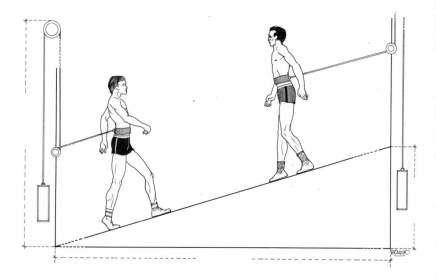

Fig. 23

A cerca de 4 metros acima da rampa, será conveniente dispor de um trilho que siga a rampa sempre sobre seu meio. A ele estaria anexo um carrinho de movimentos bem fáceis. A esse carrinho se prenderia um elástico forte cuja outra extremidade se fixaria em um suporte para a cabeça (como os que se usa na tração cervical). O atleta seria convidado a fazer muitos percursos com o elástico em certa tensão.

Grande número de exercícios de Expressão Corporal é o ponto principal da Técnica de Alexander, para correção postural, envolvem a sensação, a imagem ou o esforço real de puxar de leve a cabeça para cima quando andamos. O dispositivo serviria para este fim — modelo externo de um esforço interno.

em movimento. A descrição parece muito alegórica mas ela está bastante próxima do que se pode ver e até sentir.

Quando a perna vai para a frente, vai por força de um puxão muscular que dura uma fração minúscula de segundo. Uma vez acelerado por este puxão o problema seguinte é *frear a perna* ou então *frear o corpo* quando ele "parar em cima" da perna.

Membros e centro de gravidade interagem segundo o princípio de ação e reação (ver logo adiante, "momento de inércia").

Tudo se faz automaticamente — sem que a gente sequer perceba. Também essas reações profundamente mecânicas e "inteligentes" fazem parte da coordenação muscular — e podem ser melhoradas.

Nossos movimentos são feitos por um conjunto inumerável de pequenos empurrões e pequenos puxões, de pequenas acelerações e de pequenas freadas,* *todas feitas num momento preciso,* que muitas vezes é de 1/100 de segundo e quase sempre de 1/10 de segundo.

Por sua vez, as tensões musculares *estáticas têm de ser* precisamente equilibradas duas a duas, caso contrário vamos entortando o corpo cada vez mais — até cair.

E não poderia deixar de ser. Nosso Δf (delta f) — menor esforço que conseguimos realizar — está em torno de 1 ou 2 *gramas* e, como sempre estamos lidando com *vários quilos* (qualquer parte do corpo — cabeça, braço, perna — pesa vários quilos), nosso movimento é feito por "superfícies" de microesforços, por *grande número* de pequenos esforços, todos na mesma direção e variando gradual e simultaneamente de intensidade.

Isto vem a ser *a onda* do controle muscular, visível mesmo nos movimentos mais rígidos e angulosos — se os fotografarmos com suficiente velocidade para *ver bem* o que acontece.

Exercícios relativos ao centro de gravidade

Para integrar estas ações a seus movimentos, seria bom que o atleta experimentasse as seguintes situações-exercícios:

— *Saltos em rede elástica.* A pessoa tem que achar o jeito de aterrissar-saltar a fim de controlar suas evoluções no ar. Seria ótimo este exercício para as muitas situações em que o atleta salta para disputar a bola ou salta para chutar. Ele melhoraria suas respostas e diminuiria o risco de machucar-se.

— *Suspensão pelo centro de gravidade.* Usando um calção de borracha forte, forrado de pano e com uma argola bem presa no calção, o atleta seria suspenso por uma corda e, no ar, faria evoluções e exercícios variados, inclusive receber e chutar ou cabecear bolas. É como a rede elástica, mas, agora, com a vantagem da *câmara lenta.* Aqui caberia usar trechos de filmes com *jogo alto,* para que o atleta fizesse a observação, as imitações e a imaginação que fez, de pés no chão, com os filmes de jogos usuais.

— Será preciso dispor de uma rampa, de madeira, com

---

* Esta linguagem, por se fazer fácil, deixa de ser exata. O certo seria aceleração positiva — ou negativa, linear ou tangencial, etc. Mas não queremos falar com especialistas e então é preciso ajustar a linguagem.

dois metros de largura, no mínimo dez de comprimento, com um declive constante de dois a três metros de altura para cada dez de comprimento.

O próprio declive, aliás, poderia ser variável, sem que se complicasse demais a estrutura do equipamento. A vantagem seria, como sempre, a variedade maior de exercícios.

Tanto na parte mais alta como na mais baixa, haverá um dispositivo de traves, roldanas, cordas e pesos (ver fig. 23).

O atleta subirá e descerá a rampa muitas vezes, com cordas presas uma vez na cintura, outra nos ombros, às vezes na cabeça, às vezes mais para um lado, às vezes no meio do corpo.

Na outra extremidade da corda haverá um peso, que também variará em exercícios sucessivos.

Deste modo o atleta experimentará descer a rampa *puxando* peso ou *sendo arrastado* por um peso — "sendo levado" ou "resistindo" — e de cada vez com um esforço diferente, tanto em valor numérico como na direção e na altura a que se aplica a força — em relação a este ou aquele ponto do corpo. Todos os esforços externos são constantes, neste tipo de exercício.

Com o dispositivo da fig. 23 pode-se aplicar força sobre várias partes do corpo do atleta e este esforço externo irá se compor vetorialmente com a resultante do peso do corpo — que se aplica no centro de gravidade deste. A pessoa terá que aprender a se mover bem apesar dos puxões e empurrões constantes. O atleta, *de cada vez,* terá que aprender a compor seu movimento *de uma outra forma,* terá que colocar e mover seu centro de gravidade de modo diferente a cada novo exercício.

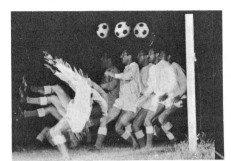

Fig. 24-a

A figura mostra que nossos movimentos são *ondas* e que falar em *fluência* do movimento não é analogia — "o homem move-se COMO SE fosse líquido".
No movimento, ele é líquido.

Fig. 24-b

Abaixo, um homem andando, fotografado a 187 lampejos por segundo (flash estroboscópico), já transformado em esquema para a análise biomecânica da marcha.

BERNSTEIN — pág. 84

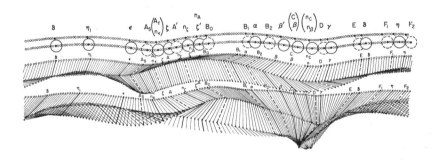

MOMENTOS DE INÉRCIA

Depois existem os complexos problemas mecânicos dos giros combinados. Quero dizer que todas as nossas juntas obedecem ao esquema de uma alavanca móvel em torno de um ou de dois pontos, ou eixos. Todo movimento que se executa em torno de um ponto é um movimento giratório que envolve a questão dos momentos de inércia, problema divertido, complicado e curioso de mecânica. Quer dizer que quem não tenha uma boa noção do que seja um momento, jamais compreenderá a mecânica dos movimentos giratórios e, portanto, a mecânica do nosso corpo.

Para termos uma boa idéia do que são momentos de inércia, teremos que construir o seguinte dispositivo (ver fig. 27): uma plataforma horizontal que possa girar facilmente em torno de um centro. Se nos pusermos de pé em cima desta plataforma, junto ao centro, perceberemos que, qualquer que seja o movimento que façamos, a plataforma oscila, mais ou menos, para lá ou para cá. Todos os movimentos que fazemos envolvem um giro, e implicam em um giro contrário, que equilibra o outro (que anula o momento de inércia do primeiro).

Observemos com atenção um arremessador de martelo principiante — aquele atleta que gira uma bola de ferro de 5 kg. na ponta de um arame... Bem sabemos que se ele não controlar com cuidado seu giro, poderá ir atrás do martelo que arremessa — ou simplesmente levar um tombo espetacular.

O que estes exemplos demonstram, *existe sempre em todos os movimentos que fazemos,* mas praticamente ninguém se dá conta disso. Ele é todo resolvido pelos nossos automatismos motores — que, porém, podem ser melhorados. De regra formaram-se na infância, quando a gente se mexia muito. Mas formaram-se ao acaso, sem consciência nem orientação.

Se consideramos a figura de um jogador de futebol um instante antes do chute (ver as figuras de entradas e a fig. 25) poderemos compará-las a um pião. Podemos até *sentir* esse pião. A diferença do chute com o pião é que o pião vai sempre, enquanto que no chute o corpo *vai-e-volta.*

Esse pião tem um eixo que vai tocar no solo exatamente onde a ponta do pé se apoia no chão! Este é o eixo dos momentos de inércia do corpo durante os movimentos que envolvem o corpo todo.

Exercícios especiais permitirão ao atleta *centrar* seus movimentos cada vez com maior precisão.

Isto é importante. Sabemos que no giro de qualquer objeto, quando o peso das partes de um lado e de outro do eixo são diferentes, o eixo tende a trepidar violentamente, tanto mais quanto maior sua velocidade, quanto maior a excentricidade e quanto maior o peso excêntrico.

Todos estes segmentos têm que girar de uma forma muito determinada e precisa para que a extremidade do pé, por exemplo, alcance a bola no *instante* exato, no *ângulo* exato, com a *força* certa e a *direção de saída* exata.

O mesmo princípio se aplica ao nosso corpo. Também temos um eixo

---

* Momento de uma força em relação a um ponto (em torno do qual ela gira) é o produto desta força (vetorial) pela menor distância entre sua direção e o ponto.

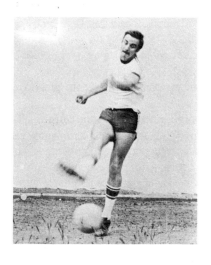 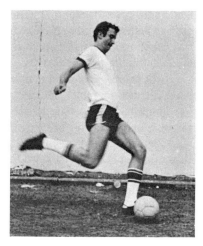

Fig. 25-a   Fig. 25-b

Todos os nossos movimentos são giratórios.

Repare-se bem nas três fotos, as três da mesma pessoa dando um chute, de frente, de lado e de cima. Repare-se analiticamente em cada perna, em cada braço, no giro relativo da cabeça, dos ombros e das cadeiras.

No chute de frente, veja-se o giro inverso da bacia e dos ombros; a cabeça tende a acompanhar a bacia – girar no mesmo sentido. A perna direita faz um pêndulo amplo enquanto a ponta do pé gira para fora a fim de apanhar a bola com a borda interna do pé. Os braços tendem a acompanhar o giro dos ombros mas em certo momento funcionam ao contrário, isto é, antecipam-se ao movimento a fim de *frear* o giro da metade superior do corpo.

Um instante antes do chute (foto de lado e de cima), braços e pernas giram quase que sincronizados, mas, um instante depois do chute, toda a metade superior do tronco gira rapidamente em sentido inverso ao da bacia, por razão de estabilidade do corpo (equilíbrio) e para compensar momentos de inércia.

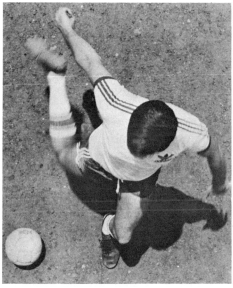

Fig. 25-c

com vários pesos: a cabeça, os ombros, o tronco, as cadeiras. Depois os braços e as pernas–longos e articulados.

Nosso equilíbrio dinâmico depende em grande parte de uma oposição muita precisa de movimentos circulares.

Note-se que para acertar todas estas variáveis no momento preciso, é necessário deveras muita precisão!

Por isso, quando essas partes do corpo giram desarmonicamente, elas geram, como nos eixos que suportam uma roda excêntrica, batimentos ou vibrações violentas, que absorvem muita energia para nada. Na verdade, absorvem muita energia para estropiar o sistema — forçar desajeitadamente as articulações e os ossos. Além disso, as regiões abaladas se defendem automaticamente, contraindo-se para proteger o corpo das sacudidas. Isto desorganiza ainda mais o movimento. Elas roubam flexibilidade ao corpo que não pode mais entrelaçar seus muitos giros em torno do melhor eixo—aqui/agora! No entanto, acertar todos estes giros é um trabalho de relojoaria. É justo que se tente fazê-lo isoladamente, um por um, para na remontagem seguinte termos um eixo perfeito...

São muitos os nossos eixos de giro ainda que, também neste caso, para cada grande movimento sempre se possa determinar um eixo ótimo e outros não tão bons. Os giros podem se compensar de vários modos, como se pode ver nas várias figuras de chutes e do SIMO. Em função dessa variedade, podemos dizer que nossos movimentos — os de corpo inteiro — não são circulares. São em "8", havendo sempre uma curva alta (metade superior do tronco mais braços) e uma baixa (metade inferior do tronco mais pernas). (ver fig. 25)

Os exercícios que indicamos para se ganhar consciência e controle do centro de gravidade, e os que indicaremos para melhorar o equilíbrio, também são úteis para que o atleta "estude" seus movimentos de inércia.

Exercícios especiais para estudar e sentir momentos de inércia (Além dos que são feitos no SIMO)

— O atleta usará braceletes de chumbo pesando de 2 a 5 kg, nos tornozelos, nos punhos, logo acima do joelho, logo acima do cotovelo e na cintura. Usará estes pesos de modos muito variados, simétricos ou não.

O problema é sentir quais os giros compensadores e equilibradores dos giros intencionais.

Ex. Corrida com peso nos pulsos. Acertando bem o *ritmo* (a alternância), os pesos dos pulsos podem ajudar muito, atrapalhar muito ou ser quase neutros para a corrida, conforme o atleta aplique esforço no braço em dado momento e na direção exata ou não. O chute (em câmara meio lenta) com perna lastrada pode dar idéia muito exata do que é preciso fazer para garantir estabilidade e força.

O uso de pesos pode ser feedback fundamental para se entender e descobrir o que é o RITMO de um movimento, ritmo que é diferente para cada pessoa e para cada movimento.

Como o peso de nossos membros nos é *muito familiar,* precisamos *alterá-lo* (com os braceletes) para senti-lo DE NOVO. E para sentir, também, como novidade, os desequilírios que os movimentos dos membros acarretam.

SIMULADOR DE MOVIMENTOS – S I M O

Todo e qualquer movimento que façamos, local ou geral, é sempre pendular – NECESSARIAMENTE.

Todos os segmentos de nosso corpo se movem como RAIOS de rodas QUE OSCILAM EM VEZ DE GIRAR. (ver fig. 26 – limites dos movimentos da perna).

Todos eles são giro em torno de um ponto: a articulação da parte que se move em relação à que permanece imóvel – ou que se move mais devagar... Como se vê na figura 27 - e, quando o peso e o corpo se opõem, o eixo geométrico do corpo não tem nada a ver com o eixo de giro (o referencial para momentos). Nesta situação a pessoa tem forte sensação de braços fortemente estirados – mas pode ter ao mesmo tempo sensação de leveza de corpo.

Se qualquer movimento que fizermos seguir indefinidamente "em frente", acabará por descrever sempre um cone de revolução, com bases as mais variadas mas sempre curvilínea e fechada.

Fig. 26

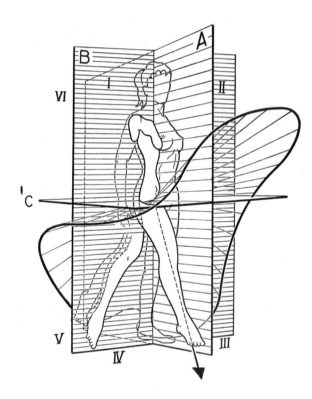

Equipamento e Exercício com momentos de inércia.

Estes exercícios são particularmente importantes para que o atleta aprenda a sentir o que é um eixo de movimento e como manter este eixo sem desequilíbrios bruscos e sem esforços excessivos.

O equipamento consta de uma plataforma circular com cerca de metro e meio de diâmetro, rígida (isto é, capaz de resistir sem deformação apreciável ao peso de um homem). Na plataforma risca-se primeiro um diâmetro; ao longo do diâmetro perpendicular a este serão desenhados reparos adequados para que a pessoa, de pé sobre a plataforma, possa colocar os pés bem simetricamente de um lado e de outro, e tão bem colocados que o centro de gravidade do corpo se projete sobre a plataforma bem no meio do polígono de sustentação. (Aqui há variação de pessoa para pessoa, na maneira de levar o corpo. O primeiro passo de qualquer exercício será verificar como é que a pessoa se coloca.)

A plataforma gira o mais livremente possível no plano horizontal, sobre rolamentos de encosto. Gira em torno de seu centro geométrico.

Uma pessoa que esteja sobre a plataforma, deverá vê-la mover-se, por pouco que seja, ante qualquer movimento que faça. Haverá um ponteiro fora da plataforma, em correspondência perfeita com a extremidade do diâmetro desenhado na plataforma.

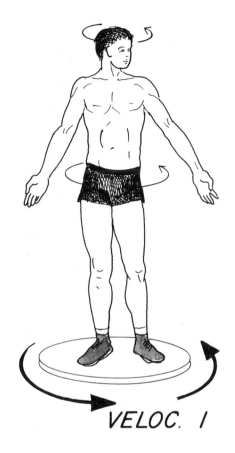

Fig. 27-a

Além de poder girar livremente, a plataforma poderá ser acoplada a um dispositivo motor de certa complexidade, capaz de fazê-la girar ou oscilar em várias velocidades.

A plataforma poderá *girar* desde uma volta em trinta segundos até uma volta por segundo. E deverá girar nos dois sentidos.

O controle da velocidade de giro deverá estar ao alcance do atleta, pois será ele quem irá *sentir* as coisas e controlá-las (v.i.).

A *oscilação* deverá ser de no mínimo 5 graus e ir até 360°, ela também com ampla variação de ritmo, desde uma oscilação (um período) de muitos segundos, até uma oscilação por meio segundo.

Fará parte do equipamento, ainda, um conjunto de pesos de chumbo dentro de correias de couro, que possam ser afiveladas nos punhos, na cabeça, nos ombros, nos joelhos, nos tornozelos e na cintura, uma ou mais de cada vez.

Exercícios: um grande número de exercícios poderá ser feito com este equipamento, usando-se as várias velocidades de giro e de oscilação, assim como os vários pesos amarrados aos pares ou isoladamente, em várias partes do corpo.

O ponto de partida básico será: de pé sobre a plataforma, braceletes de chumbo (nos punhos) e giro lentamente crescente da plataforma. Espera-se que o atleta não prenda os braços, mas os deixe ir subindo — pela força do giro — até ficarem quase na horizontal.

Se os braços e o corpo estiverem muito bem alinhados, o giro será macio e praticamente não exigirá nenhum esforço especial do atleta. Quando mais torto seu corpo, porém, e quanto mais assimétricos os braços, pior os esforços que ele terá que fazer para se manter de pé.

Todos os exercícios de oscilação serão feitos com movimentos da plataforma:

primeiro — roda livre — sem pesos
segundo — força exterior aplicada — sem pesos
terceiro — roda livre — com peso
quarto — roda movida — com peso (igual)
quinto — roda livre — com peso
sexto — roda movida — sem peso
sétimo — roda livre — sem peso.

Fig. 27-b

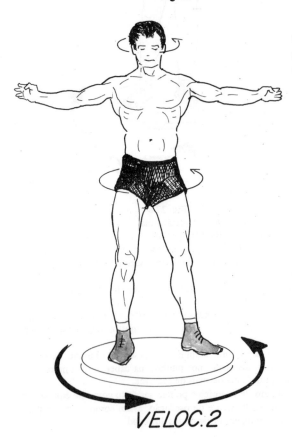

O problema básico será sempre o mesmo: como combinar

1) os pesos presos ao corpo com
2) o jeito do corpo e
3) com o ritmo (freqüência) das oscilações, a fim de obter o resultado mais liso (sem solavancos); com a menor rigidez possível — considerando-se o corpo todo; sem *nenhum* esforço para manter-se de pé.

Muitos exercícios deste tipo poderão dar ao atleta uma precisão considerável em todas as situações de jogo em que é preciso "ajeitar" o corpo para resolver bem uma situação.

Usando-se pesos diferentes em posições assimétricas (pulso de um lado, cabeça, joelho do lado oposto, por ex.) pode-se reproduzir no aparelho praticamente todas as situações de jogo, ou a maior parte das posições do corpo.

É essencial que o controle do ritmo esteja nas mãos do atleta, porque só ele *sente* se os balanços das várias partes do corpo estão lhe custando esforços ou se decorrem soltos. Sempre que forem necessários esforços intensos para anular ou compensar os balanços, ele terá de mudar o ritmo das oscilações a fim de eliminar os esforços estáticos pesados.

Isto quer dizer: PARA CADA CONFIGURAÇÃO DE PESOS HÁ UM RITMO ÓTIMO DE BALANÇO E APENAS UM — QUE O ATLETA DEVERÁ ENCONTRAR.

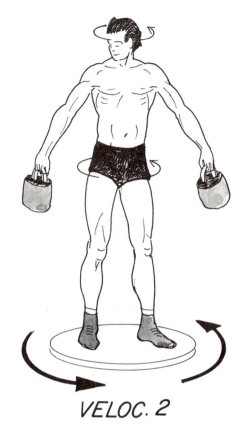

Fig. 27-c

Este dispositivo também entra na categoria de feedback para facilitar o encontro do eixo de giro, que é

UM PARA CADA ESPÉCIE DE POSIÇÃO DE CORPO,
E UM PARA CADA ESPÉCIE DE MOVIMENTO

Como o atleta retorna sempre à posição "normal" sem pesos, no centro da plataforma; e como aí ele tenta reproduzir os movimentos que o motor produziu em seu corpo, ele irá assimilando as mil e uma possibilidades *de giro perfeito* de que nosso corpo é capaz.

Bem considerado, o dispositivo experimental *reproduz o impulso que as pernas dão ao tronco* em todos os movimentos que fazemos. Mas permite dissociar as duas metades do corpo e experimentá-los em separado (roda movida), depois em combinação (roda livre). Da boa coordenação entre os movimentos das duas metades do corpo — superior

129

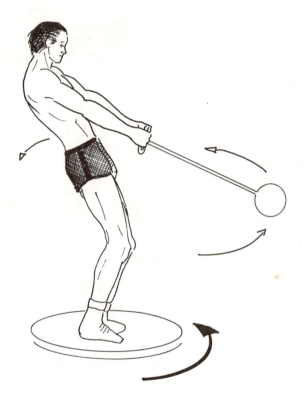

Fig. 27-d

e inferior — depende quase toda nossa estabilidade e precisão.

Outra função básica: experimentar estas coisas nos permitirá, depois, REperceber as sensações *habituais* — o que é ótimo. O pior inimigo do bom atleta é o velho mau jeito que REaparece nos momentos mais impróprios.

O aparelho seria perfeito se tivesse, descendo verticalmente e centrado com a plataforma de base, um outro eixo com as mesmas propriedades motoras de base (giros

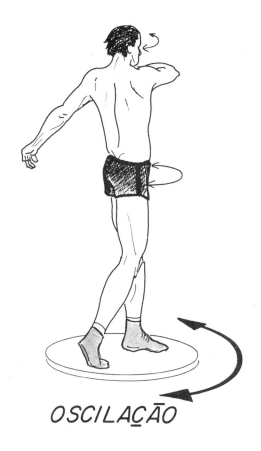

Fig. 27-e

e oscilações variadas). O eixo terminaria em uma forquilha com cerca de 30 a 35 centímetros de distância entre as hastes. Estas, por sua vez, terminariam em duas ombreiras bem acolchoadas, que se aplicariam aos ombros do atleta, podendo imprimir ao corpo, ATRAVÉS DOS OMBROS, os mesmos giros e oscilações da plataforma inferior.

Assim poderíamos atuar tanto de baixo para cima como de cima para baixo, mobilizando em separado ou simultaneamente as cinturas pélvica e escapular.

Peso e força

O corpo lida constantemente com força e peso. A força lhe vem de empurrões musculares, o peso lhe vem da sua substância própria. O peso de um homem médio é de 75 kg. Estes 75 kg se distribuem desigualmente pelos membros e pela cabeça (ver tabela junto à fig. 24).

Quando é dado um empurrão muscular para se conseguir um movimento, é preciso frear a energia cinética $(\frac{mv^2}{2})$ adquirida pela parte em movimento.

Esta função primária de freagem, da qual a imensa maioria das pessoas não tem a menor idéia de que existe, é a principal função do principal subórgão do encéfalo humano: o cerebelo. Hoje em dia investigado com grande profundidade, o cerebelo se mostra de estrutura notavelmente semelhante em todo seu córtex. O cerebelo, com uma superfície maior que a metade do córtex cerebral e talvez com tantos neurônios quanto este, é um órgão longe do acesso da consciência (quase tudo o que ocorre nele é inconsciente), e o principal responsável pela coordenação motora. Ele é continuamente informado de todas as tensões e acelerações que estão acontecendo em nosso corpo, e serve, por sua vez, a todos os órgãos iniciadores de movimentos, acertando automaticamente todas as variáveis que estamos considerando. Para que se tenha uma pequena idéia numérica da complexidade do cerebelo, acrescentamos o seguinte: o elemento mais característico da sua estrutura microscópica são os neurônios chamados células de Purkinge. Poderemos fazer uma idéia de como é uma célula de Purkinge se imaginarmos uma árvore de copa quase esférica e completamente desfolhada. Depois comprimimos esta árvore entre duas chapas de aço, fazendo com que ela fique limitada a um só plano. Todas as circunvoluções cerebelares, minúsculas e numerosas têm como elemento principal estas células, cujo plano é sempre perpendicular à superfície do cerebelo e perpendicular, também, ao eixo maior da circunvolução.

Cada célula de Purkinge recebe informação de cerca de 200.000 neurônios situados em outras regiões do Sistema Nervoso!

É preciso acentuar mais um aspecto da complexidade da coordenação motora: o puxão ou a freagem, de regra *de poucas gramas de intensidade*, e exercendo-se apenas numa fração de segundo, tem que ocorrer, além disso, numa *direção* muito bem determinada e com um *sentido* exato. Se o sentido do puxão for invertido, em vez de frearmos a perna que está dando o chute, nós a aceleraremos ainda mais e no final do chute levaremos com certeza um tombo. A perna irá muito para cima e jogará o corpo e a cabeça para trás e para baixo (os tais momentos de inércia).

ESTRUTURA MICROSCÓPICA (ESQUEMÁTICA) DO CEREBELO

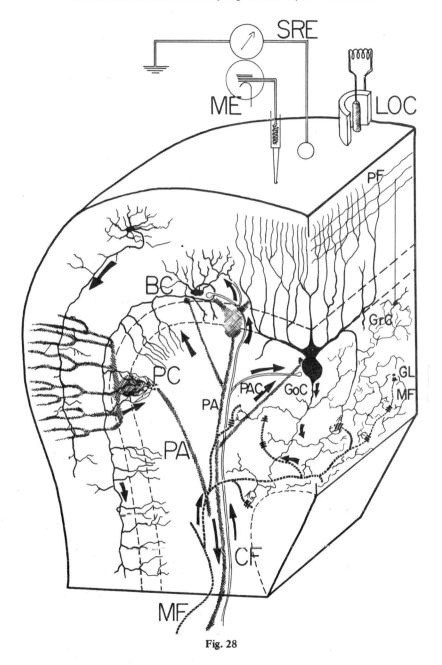

Fig. 28

Folíolo cerebelar mostrando as cinco variedades de células cerebelares, sua distribuição, conexões e direções do influxo nervoso.

Praticamente todas as aferências cerebelares chegam ao córtex cerebelar com *fibras trepadeiras* (CF) ou como fibras *musgosas* (MF). Estas fazem conexão com as células granulares (GrC) e com as células em cesto (BC) antes de o impulso alcançar as células de Purkinje (PC) cujos axônios respondem por *todos* os impulsos de saída do cerebelo e são *todos* inibidores.

Como os dendrites das células granulosas e em cesto se dispõem em ângulo reto umas em relação às outras, mensagens que vem por uma só fibra musgosa se distribuem por um número muito grande de células de Purkinje.

Já as fibras trepadeiras terminam diretamente nas células de Purkinje, com as quais fazem *muitos contactos*.

Toda a saída do córtex cerebelar faz relé nos núcleos cinzentos profundos do cerebelo – núcleos denteado, fastigial, globoso e emboliforme. Daí se dirigem para núcleos extra-piramidais, principalmente (automatismos). Uma parte dos sinais vai para o tálamo.

O folíolo cerebelar com mais ou menos um milímetro de espessura, é explorado com microeletrodos múltiplos, com os quais se testa o tempo de chegada do impulso que foi produzido em vários lugares próximos ou distantes.

Notar que as excitações experimentais são produzidas a profundidades bem determinadas – com milésimos de milímetros de precisão. Os *tempos* de chegada dos impulsos são de milissegundos. As freqüências dos estímulos são de centenas por segundo.

São experiências delicadas e complexas que demonstram, uma vez mais, quão adiantadas já estão estas pesquisas.

1º Esclarecimento: Dizer que *toda* a influência do cerebelo é *inibidora* pode criar confusão.

Inibição *não significa* que haja sempre *impedimento total*. Se fosse assim viveríamos sempre imóveis.

A inibição cerebelar é finamente tonalizada, graduada.

Como praticamente qualquer neurônio – e os cerebelares muito mais – está em conexão com *muitos outros* neurônios, ele "processa" dados constantemente.

A freqüência de seu sinal de saída é uma resultante da somatória de todos os sinais *excitantes* e sinais *inibitórios* que ele recebe a *cada instante*.

Ele funciona como o escultor que desbasta o bloco tosco e dele faz saltar a imagem limpa do movimento que se pretende.

2º Esclarecimento: Lembremos que os *tempos* de condução *nervosa* são *mínimos*, oscilando de regra entre centésimo e milésimo de segundo. O tempo de condução/resposta neuro-*muscular* é de *décimos* de segundos ou um pouco menos.

Mesmo a condução lenta – fibras amielínicas – de poucos *metros por segundo*, no corpo é rápida, porque estas fibras têm sempre de um metro de comprimento – para incluir menos.

De regra, as fibras que entram e saem do Sistema Nervoso têm dimensões de *decímetros a centímetros;* as *internas* ao Sistema Nervoso, *centímetros a milímetros* – ou menos.

É preciso considerar esses tempos para compreender bem a *COORDENAÇÃO MUSCULAR* – que lida com eles.

Diferenças *de milésimos* de segundo no cerebelo podem fazer a diferença entre um chute em gol e um chute fora...

Conseqüência fundamental desta situação: se quisermos *melhorar* a coordenação, dois recursos serão fundamentais:

REGRA I = CONSEGUIR SITUAÇÕES SEMELHANTES À DO ESPORTE MAS NAS QUAIS SE POSSA *FUNCIONAR EM CÂMARA LENTA — SENÃO* SERÁ DIFÍCIL, OU IMPOSSÍVEL, MELHORAR O RENDIMENTO.

REGRA II = REPETIR MOVIMENTOS *IGUAIS, COM CONTROLE CONSTANTE DE ERRO.*

"The cerebellum as a Neuronal Machine" (V. Bibliografia).

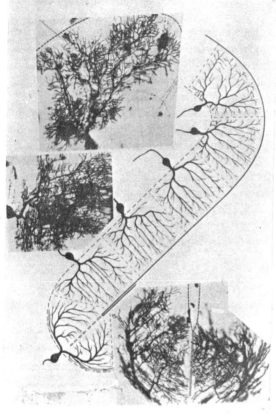

CÉLULA DE PURKINJE (CEREBELO

Fig. 29

Quatro microfotos de célula de Purkinje do cerebelo, mais um esquema de sua distribuição.

As ramificações destas células — caso único — se distribuem entre dois planos paralelos muito próximos. Formam, pois, *leques* verdadeiros. Perpendicularmente a estas árvores planas correm as fibras paralelas, fazendo numerosos contactos com as células de Purkinje.

ECCLES, fig. 2

Estes números também são muito importantes: *milésimos e centésimos de segundo* — estes os tempos de que dispõe o cerebelo para inverter os esforços musculares.

Vamos acrescentar alguns dados de fisiologia nervosa para completar o quadro. A comunicação entre os neurônios, dentro do sistema nervoso central, pode se fazer até em milésimos de segundo. Numerosos neurônios já investigados no encéfalo, mostram-se capazes de disparar excitações nervosas em ritmo de 1000 por segundo. Já quando lidamos com o neurônio periférico (da medula espinhal) e sua influência sobre os músculos, esta freqüência cai consideravelmente, porque o músculo tem massa, inércia e elasticidade. Quero dizer que o impulso que percorre os neurônios *dentro* do Sistema Nervoso Central é constituído apenas de um fenômeno bioeletroquímico de baixíssima inércia. Já a contração muscular diz respeito a massas quase sempre consideráveis de substância, que não podem ser movidas nem brecadas instantaneamente. Elas têm que sofrer um processo gradual de aceleração e outro processo igualmente gradual de freada. Sua inércia assim o exige. Por causa disso, a freqüência máxima de disparo de um neurônio medular é de aproximadamente 50 por segundo. Porque, a este nível de freqüência, as fibras musculares já estão em tétano perfeito (contração máxima), e o músculo não pode contrair-se mais do que isto. Este é o limite experimental.

É plausível aceitar diante de dados estabelecidos, que qualquer Unidade Motora é passível de cerca de 15 a 20 graus diferentes de tensão, conforme a freqüência dos impulsos nervosos que lhe vêm do neurônio motor medular.

Dissemos acima, discutindo a imaginação, que as unidades primárias de nossos movimentos não são nossos músculos, mas sim nossas Unidades Motoras. Dissemos que uma unidade motora é constituída por um grupo de fibras musculares, capazes de se contraírem sincronicamente, controladas e comandadas por uma única célula nervosa — que é o neurônio medular (das pontas anteriores da medula), moto-neurônio ou caminho final comum da motricidade.

Convém dizer que todos estes nomes se referem a objetos e coisas perfeitamente identificados, visíveis ao microscópico, já de há muito fotografados e cuja função, que sempre se acompanha de alterações elétricas, já foi e continua sendo intensamente estudada.

O desenvolvimento da eletrônica e a fabricação dos amplificadores de pequenos pulsos elétricos, veio trazer uma verdadeira renovação na fisiologia nervosa, que pode ser amplamente estudada apenas deste ângulo: variações elétricas que ocorrem quando as células nervosas funcionam. Os métodos hoje são tão refinados que podemos acompanhar o que acontece de instante a instante em uma só célula nervosa, com eletrodos finíssimos colocados *dentro da própria substância celular.*

Com facilidade hoje se isola uma só fibra nervosa e se estuda o influxo nervoso que passa por ela. Nos estudos sobre Sistema Nervoso com freqüência se usam numerosos eletrodos implantados na substância nervosa, a fim de se ver em que tempos e em que lugares chega o impulso que partiu de uma determinada excitação produzida pelo experimentador. Exemplo: se foi movido um dedo do pé, quais as partes do cérebro que influíram ou foram influídos por este movimento? Isto é, quais as partes do cérebro que, enquanto movíamos os pés, mostravam variações elétricas? Todos estes métodos hoje em dia são banais nos laboratórios de eletroneurofisiologia.

Tais aparelhos permitiram medir os tempos minúsculos com os quais lida a coordenação muscular. Estes tempos vão desde o milésimo de segundo na condução dos circuitos nervosos que integram o processo, até o centésimo, o décimo ou o segundo inteiro, quando se trata de fazer movimentos propriamente ditos, com uma certa quantidade de massa e de inércia.

Agora podemos dar o número que há muito tempo me espanta:

300.000 vezes 20.

Trezentos mil é o número estimado (bastante exato) de moto-neurônios na medula humana.

Isto que dizer que temos 300.000 pequenos pontos na medula nervosa, que se forem excitados com microscópicas pontas elétricas, produzirão em algum lugar do corpo uma pequena contração com a força de umas poucas gramas.

É o concerto, a reunião ou a sinfonia executada por estes 300.000 *centros de influência motora* que realiza a coordenação muscular quando o indivíduo está em movimentação ampla e rápida como acontece no futebol.

Ele está sendo movido por 300.000 cordéis e cada um com ação própria e independente em relação aos outros.

Neste número não estão incluídos os neurônios motores do *encéfalo*, que devem perfazer mais 100.000.

Esperamos estar sendo claros: quando damos alguns passos, quando acenamos para um amigo, quando damos um chute ocasional numa bola, cada um dos vários segmentos do corpo precisa ser acelerado e logo depois freado; estes pequenos empurrões dados a cada segmento do corpo se executam por força de dezenas de milhares de microimpulsos de poucas gramas cada *um*, cuja somatória perfaz a força total necessária.

Os estudos mais recentes sobre o cerebelo demonstram este fato de algum modo surpreendente: *o cerebelo só tem função INIBIDORA sobre o movimento*. O cerebelo é o maior órgão de freada motora do nosso corpo. Ao controlar a freada ele controla toda a *precisão* dos nossos movimentos.

ANATOMIA FUNCIONAL DO SISTEMA NERVOSO CENTRAL
– SEMI-ESQUEMÁTICO

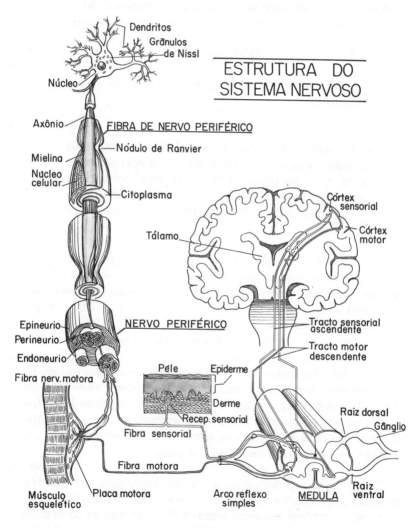

Fig. 30

Estrutura do Sistema Nervoso com ampliação diferente em cada região.

À direita, a meia altura, do cérebro – visto em corte transversal.

À direita, em baixo, segmento da medula.

O Sistema Nervoso pode ser imaginado como uma *rede* regular e contínua de fios que estão presentes em todo o corpo, nas suas menores partes. Essa rede "vibra" quando *qualquer* coisa acontece em *qualquer* lugar do corpo. Esta vibração propaga-se rapidamente para os lugares onde se acumulam as células nervosas que filtram, analisam e "entendem" o que aconteceu. Em seguida – sempre em centésimos de segundo – estes "centros" de elaboração emitem sinais que percorrem a rede até alcançar os órgãos de resposta, que fazem o que é necessário tendo em vista o que aconteceu.

Além de perceber o próprio corpo, o Sistema Nervoso percebe o mundo (olhos, ouvidos, olfato e tacto) e trabalha com as informações que vêm dele de modo semelhante ao modo como trabalha com as informações que vêm do próprio corpo.

Só há duas especializações no Sistema Nervoso, a senso-motora e a topográfica.

Todo neurônio que *assinala mudanças é sensorial*. Todo neurônio que *produz mudanças é motor*. Todos os demais *processam ou elaboram dados*.

A topografia é essencial ao Sistema Nervoso e o melhor exemplo que se pode dar a respeito é o do "membro fantasma". Muitas vezes, quando se amputa a perna de uma pessoa (acidente, gangrena, tumor), *ela pode continuar sentindo "na perna" as sensações que sentia antes* – como se a perna continuasse ali.

Isto vale para qualquer parte do Sistema Nervoso: a função de *cada elemento* da rede depende de sua *posição* ou *situação*.

No desenvolvimento embriólogico do Sistema Nervoso só há células nervosas, todas próximas entre si e separadas das demais partes do corpo. Depois elas começam a emitir prolongamentos celulares que *vão em busca* do seu lugar, crescem na *direção certa* – e chegam lá.

Voltando à figura, cada linha é prolongamento – axônio – de um neurônio.

Cada interrupção das linhas é um relé onde os prolongamentos de um neurônio terminam e onde começa outro. Em cada relé neuronal ocorre redistribuições de sinais. Cada relé é um "nó" da rede neuronal.

É clara no esquema a semelhança entre a organização do Sistema Nervoso Central e a dos circuitos eletrônicos.

Cada conexão senso-motora é feita no mínimo por três circuitos concordantes, isto é, circuitos de função paralela. Quanto mais alto (quanto mais *cefálico*) o relé, mais complexas suas conexões. Isto é, *mais rico de informações*. Portanto mais modulada sua resposta, mais precisa em relação ao *conjunto* da situação. Porém, resposta *mais lenta* em relação aos níveis inferiores, que são mais automáticos.

GUYTON, Prancha I

O HOMÚNCULO MOTOR PIRAMIDAL

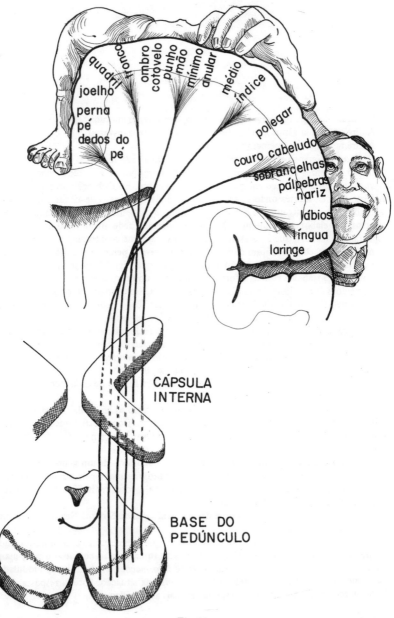

Fig. 31

Microeletrodos excitando pontos do córtex cerebral, produziram no corpo movimentos conforme a figura mostra. O corpo do homúnculo é "deformado" porque representa o *controle* dos músculos. Quanto mais controlável uma parte do corpo, maior a área cerebral correspondente.

A organização em homúnculos é absolutamente geral no Sistema Nervoso, que pode ser considerado uma *soma de representações do corpo e dos órgãos.*

Cada parte e cada órgão se "projeta" no cérebro como *soma de sensações* e a partir de certas áreas corticais pode *atuar* sobre certas partes do corpo.

Em condições normais, estas duas séries de representações interagem. Como todo o corpo "está" no cérebro (e várias vezes, não uma só), nele se processa a *coordenação de funções* que é a essência do Sistema Nervoso Central.

O cérebro se comporta como um palco, cujos personagens são partes do corpo e órgãos, repetidos várias vezes sob formas diferentes. Mas há um detalhe: tudo o que acontece no palco acontece no corpo e vice-versa.

Podemos dizer, em forma aproximada, que todo o nosso treinamento de atletas visa a reeducar extensa e finamente o cerebelo.

O outro lado da coordenação fica mais claro se voltarmos aos conceitos de atitude e movimento. A cada instante, o corpo precisa configurar-se numa *posição de equilíbrio estável*, e por isso ele produz dezenas de milhares de tensões elementares cuidadosamente equilibradas na força, no número, no sentido, na direção. No instante seguinte este sistema é fortemente perturbado por uma onda de contrações que atua sobre novas dezenas de milhares de pequenos impulsos elementares, que impelirão algumas partes do corpo numa direção e outras partes em outras direções, ao mesmo tempo movendo o corpo, saindo da parada, e preparando a parada seguinte — feita de microfreadas no mesmo estilo.

Se o leitor conseguiu acompanhar um pouco os movimentos deste boneco movido por 300.000 elásticos, está começando a ter uma vaga idéia da complexidade do nosso aparelho motor.

A estes 300.000 tensores elementares é preciso acrescentar não menos de 50 a 100.000 SENSORES musculares (estimativa), todos eles registrando o que acontece a todo instante, e comunicando o fato ao grande coordenador motor do homem que é o cerebelo.

Sem uma noção aproximada desta complexidade, o projeto e os exercícios que propomos poderiam parecer excessivos, "muito teóricos" ou francamente descabidos. Já quando se consegue imaginar as coisas deste modo — *como elas realmente acontecem em nós!* — então se percebe que os limites do movimento humano ainda estão muito longe de nossa compreensão.

Temos uma harpa com 300.000 cordas, cada corda com a capacidade de 20 graus diferentes de tensões — 20 tons diferentes — para cantar e dançar todas as músicas que quisermos pelos séculos dos séculos.

Quanto mais fina ou cultivada *a sensibilidade muscular*, maior nossa capacidade de perceber que esforços estamos aplicando erroneamente, no impulso ou na freada, ao compormos uma atitude ou ao organizarmos um movimento.

Aspecto fundamental no aprendizado das atividades — consideremos sempre o chute — é o seguinte: vejo alguém chutar e rapidamente consigo fazer um pouco do que ele faz. Vou repetindo o movimento e ele começa a se organizar cada vez melhor. Se eu treinar bastante posso acabar chutando muito bem. O que aconteceu durante este processo banal de aprendizado? Primeiro, começamos a fazer um movimento inusitado com a perna, *o que perturba a organização de todos os movimentos do corpo*, que ainda mal tem capacidade de absorver aqueles "empurrões" (chutes) que o desequilibram. Se eu continuar, não só a perna adquire maior velocidade e maior precisão, como *o corpo todo começa a ir se ajustando ao movimento, com-*

142

ESTRUTURA DO AXÔNIO OU CILINDRO-EIXO – O PROLONGAMENTO MAIOR NA CÉLULA NERVOSA.

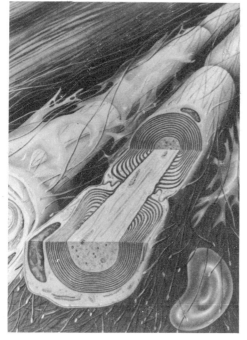

Fig. 32

Vê-se que o cilindro-eixo parece uma fiada de salsichas. Cada intervalo chama-se nódulo de Ranvier.

No centro, em primeiro plano, vemos o corte da fibra nervosa, na qual se distinguem as fibrilas (pequenos pontos e estrias) e as *mitocôndrias* que são as microusinas energéticas da célula.

Em torno da fibra, várias camadas concêntricas de uma gordura branca chamada mielina. Envolvendo o conjunto, as células de Schwan, com núcleo (grande mancha), mitocôndrias e outros corpúsculos celulares.

À esquerda, uma fibra nervosa cuja camada externa se mostra em desagregação, o que sucede quando o axônio é seccionado – separado do corpo celular.

À direita, um fibroplasto do tecido conjuntivo – com vários prolongamentos; e um monócito, célula sangüínea migradora.

Dado Básico: o influxo nervoso *não é* uma corrente elétrica e as fibras nervosas *não são* fios elétricos. A velocidade de *propagação* do influxo na fibra é muitíssimo menor do que a velocidade de *condução* da eletricidade. Vai de um a cem metros por segundo, enquanto que a velocidade da eletricidade é praticamente a da luz: trezentos mil quilômetros por segundo. A corrente elétrica *não altera* a estrutura *molecular* do fio enquanto que o influxo nervoso é uma reação físico bioquímica que se propaga à custa de alterações moleculares que se fazem e logo se refazem. Seria mais semelhante a uma fileira de cartas postas de pé – uma derrubando a outra ao cair (mas todas capazes de se porem de pé sozinhas logo em seguida). Usaremos contudo a analogia elétrica porque é familiar e porque, em matéria de *circuitos*, os nervosos são muito semelhantes aos eletrônicos.

Encarte de Propaganda – Laboratório MERCK DO BRASIL

pensando os desequilíbrios que ele traz, anulando as forças tangenciais inúteis, compondo aos poucos a base mais adequada para sua partida, os movimentos mais favoráveis de contrapeso para a hora do impacto, o modo de chegar à atitude seguinte, etc.

Não se pense, portanto, que a importância está só na perna ou no pé. A importância está no corpo inteiro. Se este não se ajustar com precisão suficiente, o tiro será para sempre precário. Vice-versa, se houver uma cuidadosa preparação *do jeito do corpo inteiro*, o tiro sairá com a fatalidade e a violência de um golpe de Samurai — ou de uma chicotada.

Exercícios para separar peso e força (movimento).

Nesta área, a regra definitiva já foi dada por Feldenkrais: o *peso* deverá ser carregado sempre que possível pelos ossos, pelas superfícies articulares e pelos ligamentos; os músculos devem responder — e só eles — pelos movimentos. Todo movimento e somente o movimento deve ser muscular. Toda carga deve ser descarregada estaticamente nas estruturas rígidas do esqueleto.

Os exercícios para se conseguir este propósito são os do próprio Feldenkrais, como também a maior parte dos exercícios propostos. Como peso e movimento estão presentes a tudo o que fazemos, o problema é apenas *mostrar* que o fato existe e é importante. Não é preciso dispor de exercícios *específicos*.

CAPÍTULO VIII

BIOFEEDBACK (CIRCUITOS EM RETROALIMENTAÇÃO)

(A capacidade biológica e humana de corrigir erros)

Biofeedback, um pouco mais tardio do que feedback, é um conceito que vem ganhando rapidamente posição de alta proeminência no campo biológico. Depois que a eletrônica e inclusive, antes dela, a mecânica, se tornaram capazes de criar sistemas em retroalimentação, os biologistas começaram a perceber que quase tudo o que é vivo é organizado em esquemas deste tipo.

Matematicamente se diz que entre duas variáveis existe uma relação de feedback quando $x = f(y)$ e $y = f'(x)$. Trata-se de uma influência recíproca — porém não igual nos dois sentidos. Uma relação de feeedback *não* é igual, por exemplo, à relação de reversibilidade presente nas reações químicas.

Modelo simples de feedback, na área mecânica, são as caixas de descarga da privada! A variável "nível da água" (x) dentro da caixa, regula a vazão do cano de admissão (y) e esta vazão regula o nível da água. Exemplos assim são úteis porque os feedbacks biológicos — biofeedbacks — *nos são tão familiares* que temos dificuldade em compreendê-los!

O biofeedback do homem é o que existe entre olhos e mãos.

As mãos trabalham, quase sempre, sob o controle dos olhos, e são estes que vão avaliando o acerto ou o erro do trabalho das mãos. Em função desta avaliação, as mãos voltam a trabalhar até conseguir o objetivo desejado. Por exemplo, apertar um parafuso. São os olhos que vão verificando a entrada do parafuso na madeira e o quanto a cabeça do parafuso está longe da madeira — o que mantém a mão trabalhando até o parafuso chegar na posição. Isto feito, missão cumprida — o sistema se desliga!

Dizemos que este feedback *produziu o homem* porque toda nossa capacidade de produzir objetos, armas, ferramentas e instrumentos, provém desta soberana aptidão humana: a de usar as mãos como ferramenta extremamente versátil para fazer um sem-número de outras ferramentas — sob a direção dos olhos. Os olhos "sabem" o que a mão precisa fazer e a mantêm trabalhando até que ela chegue lá.

Foi o fato de passarmos de quadrúpedes a bípedes que deixou nossas mãos livres, e são estas mãos livres que garantiram nossa supremacia no universo. Portanto, o biofeedback óculomanual é um dos processos mais fundamentais da humanização do homem.

A criança, por volta do segundo mês de idade, por vezes fica horas e horas brincando com as mãos, observando-as enquanto se movem diante dos olhos. Essa atividade sob certos aspectos tão autista, tão desligada, tão sem propósito, na verdade é um treinamento espontâneo de óculomanual.

Outra conseqüência evidente do mesmo feedback é a arte: toda pintura, toda escultura e toda modelagem, envolve o trabalho cuidadoso das mãos na feitura de uma figura ou de uma forma. Todo desenho é um gráfico dos movimentos da mão — que o geraram. Cada traço feito pela mão é imediatamente avaliado pelos olhos, no sentido de ver se cabe ou não cabe, se está bem ou se está mal. Se está de acordo, fica. Se não está de acordo, alguma coisa é feita sobre o traço ou em torno dele.

O biofeedback opera também nos sistemas viscerais. Todos os seres vivos têm a capacidade de manter não só sua forma externa, como também sua composição interna bastante constante. Esta constância é garantida por uma quantidade inumerável de ciclos de feedback.

Quando damos uma corrida, *acumula-se* gás carbônico no sangue, o qual vai estimular fortemente o centro respiratório. Respiramos então com maior amplitude e ritmo acelerado, e rapidamente *eliminamos* o excedente de gás carbônico. Isto é, uma certa atividade produziu uma alteração no meio interno, e esta mesma alteração, atuando sobre sensores e efetores específicos, faz com que eles a tragam a seus valores de base.

Quando comemos uma fatia de goiabada, a taxa de açúcar no sangue sobe. Imediatamente este aumento de concentração sanguínea atua sobre o pâncreas, que verte insulina no sangue, a qual vai facilitar a síntese do açúcar em glicogênio, que se deposita nas células principalmente hepáticas e musculares, em forma de grânulos fisicamente inertes (que não influem na concentração sanguínea). Assim o açúcar do sangue baixa.

A velha instituição oriental do yin e yang encontra paralelo perfeito nesta organização dos seres vivos em circuitos de retroalimentação. O Sistema Nervoso Ortossimpático e o Parassimpático funcionam em oposição dinâmica, são dois sistemas de ações contrárias que habitualmente se equilibram com precisão — porém, *atuando sempre ambos ao mesmo tempo*. Não é o caso de atuar *primeiro* um e *depois* o outro, levando o ser vivo primeiro para lá e depois para cá. Eles atuam *sempre juntos,* mantendo o regime de funcionamento visceral sempre dentro do ótimo necessário para aquele momento.

Inclusive a intuição básica sobre o que se chama o pensamento dialético, pode ter esta origem visceral, animal e orgânica: os circuitos retroalimentados, cuja expressão intelectual seria a descrição das causas não lineares, das causas mutuamente influentes ou das influências cíclicas.

A chamada ciência dos biofeedbacks teve seu primeiro Congresso realizado em 1969 e é com certeza a mais jovem das ciências oficiais. Barbara Brow, um dos seus altos representantes internacionais, é uma cientista que gozou desta qualidade deveras inusitada: por ocasião do Congresso Mundial ela conhecia *toda* a literatura relativa ao seu campo. Ela sabia *tudo* o que se podia saber sobre biofeedback!

Dentro deste contexto, vamos isolar o que se tem feito em matéria de biofeedback neuromuscular. *As primeiras experiências nesta área datam de 1932.* É importante assinalar a data. De lá até aqui temos 47 anos — quase meio século. Depois das experiências iniciais, já foram feitas centenas de milhares de experiências semelhantes, e o que de início foi um achado científico, hoje já passou a ser uma técnica de investigação.

A importância de se assinalar este dado histórico é a seguinte: se o projeto de experiência contido neste livro não for realizado já, logo mais alguém realizará algo muito parecido em outro lugar do mundo. Os dados básicos estão em qualquer revista científica idônea, e é só juntar dois mais dois para se chegar à aplicação prática. Cremos que hoje em dia existe uma busca fre-

ELETROMIOGRAFIA DO GESTO DE SEGURAR UMA XÍCARA

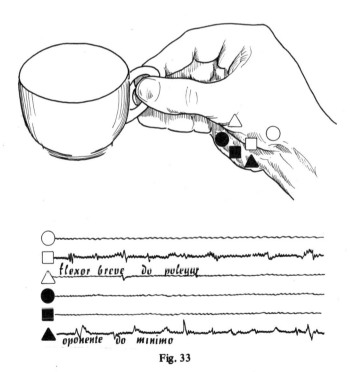

Fig. 33

Para segurar uma xícara basta a atividade dos dois músculos denominados. Todos os demais músculos da palma da mão permanecem em repouso.

149

EQUIPAMENTO PARA ESTUDO DO BIOFEEDBACK NEUROMUSCULAR

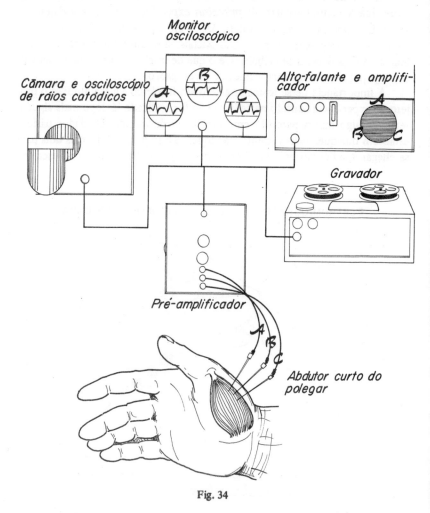

Fig. 34

A atividade da Unidade Motora, produzida pelo sujeito, depois de amplificada é retratada por um osciloscópio, onde a contração aparece como onda luminosa (uma onda diferente para cada Unidade Motora diferente); é retratada também por um alto-falante (cada Unidade Motora, ao ser ativada, produz um ruído característico).

Sempre é possível registrar os ruídos com o gravador de fita e fotografar as ondas luminosas com uma câmara fotográfica.

BASMAJIAN, fig. 52

nética de novos meios de valorizar o esporte e de treinar os atletas. Nesta corrida alguém chegará, logo mais, a alguma realização importante. E então a vantagem conseguida será definitiva. Não se trata mais de um acaso feliz como o aparecimento de um atleta particularmente bem dotado — como seria o caso de Pelé. Trata-se *de um método* e *de uma técnica* de cultivar rápida e seguramente *todas* as aptidões psicofísicas dos atletas.

No caso do futebol em particular, seria realmente de se lamentar — e poderia ser perigoso — se outros países inventassem técnicas desportivas que levassem a uma vitória segura frente às velhas técnicas de treinamento. Isto envolveria da parte do Brasil, a perda *definitiva* de futuros títulos mundiais de futebol; e não só a perda do título, como a perda de esperanças.

Coloquemos então a experiência original, recordando dois ou três dados já assinalados neste livro. Nosso corpo contém cerca de 40 bilhões de fibras musculares, reunidas em feixes com cerca de 200 a 300 fibras isoladas, cada uma delas sob controle de um neurônio situado na medula nervosa.

Vamos insistir que todos esses nomes correspondem a coisas concretas, visíveis ao microscópio, exploráveis facilmente em laboratório com os meios atuais de pesquisa. Não são conceitos, são fatos.

Lembremos ainda que o neurônio medular é uma estrutura microscópica — invisível a olho nu. Lembremos enfim que ao longo da medula existem estimativamente 300 mil neurônios motores, cada um deles enviando o seu axônio (a sua fibra nervosa) até a intimidade deste ou daquele conjunto de fibras musculares espalhadas pelo corpo inteiro. Esses filamentos sutilíssimos, com diâmetro igual a fração de milésimo de milímetro de diâmetro, são, na verdade, a alma do corpo — aquilo que nos move. Por esses filamentos estão perpassando continuamente variações bioquímicas, variações de permeabilidade da membrana, e variações de concentração iônica, que podem ser acusadas e de algum modo medidas pelas alterações elétricas que surgem como fenômeno colateral.

Todo fenômeno vivo ao se realizar produz uma variação elétrica minúscula, que hoje pode ser registrada, ampliada e examinada com todo o vagar. Este concomitante elétrico do fato vivo, é muito favorável para se estudar as funções vivas e mais particularmente as funções do Sistema Nervoso.

É o que se vê na TV sempre que são mostradas intervenções cirúrgicas. É o caso do eletrocardiograma (coração), do eletroencefalograma (cérebro).

É preciso deixar claro, ainda, que o Sistema Nervoso não funciona eletricamente.

A eletricidade percorre os condutores não vivos à velocidade da luz: 300 mil km por segundo. A variação elétrica que chamamos influxo nervoso, percorre os nervos a uma velocidade máxima de 120 metros por segundo, e muitas vezes esta velocidade não passa de alguns centímetros por segundo — conforme o tipo de fibra nervosa. Portanto, não se trata de uma

151

DINAMÔMETRO

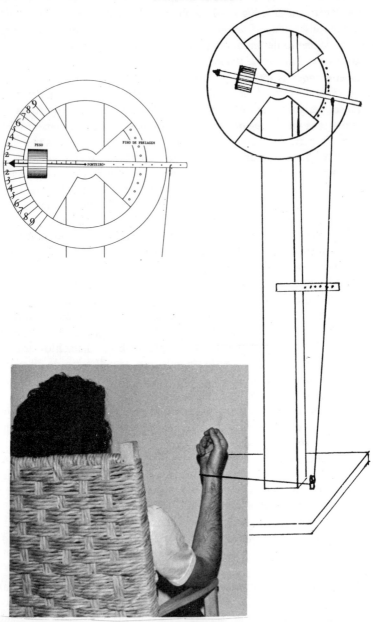

Fig. 35 a e b

A escala (o círculo com o duplo setor) é fixa, e sobre ela se desloca o ponteiro, que gira sobre o centro da escala.

À direita, o ponteiro − que deve ser forte − mostra uma série de furos. Quanto *menor* o movimento que está sendo treinado, mais para o centro será posto o gancho do fio. Assim se consegue *ampliar* o movimento. A metade esquerda do ponteiro será graduada. Quanto *mais forte* o músculo testado, mais *para fora* se coloca o peso e esse aumento no braço de alavanca passa a exigir maior esforço.

Combinando estas duas variáveis, pode-se dispensar uma caixa de pesos que se fosse usada teria que ser grande.

No setor menor da direita há furos espaçados regularmente. Um pino móvel nos permite *fixar* um dos extremos do movimento do ponteiro. O atleta pode assim partir de uma base *flutuante* (todo o aparelho livre, esforço de fazer subir e esforço *durante* o descer); como podemos partir de uma base fixa (em certo ponto o atleta deixa o peso parado descansado; partirá daí no movimento seguinte − ponto zero).

O conjunto deverá ser montado sobre coluna de altura variável para ser colocado diante do atleta em posição favorável para ser bem visto. De regra, o aparelho deverá ser posto com o eixo do ponteiro na altura dos olhos do atleta.

A barra que se vê embaixo levará tantos pinos cromados quanto os *furos* do ponteiro. Estes pinos estarão mais próximos entre si do que os furos. Sua função é manter mais constante o ângulo entre fio e ponteiro, pois este ângulo, ao variar, faz variar o esforço de torque.

153

corrente elétrica, trata-se de uma alteração bioquímica propagada, que é acompanhada por uma variação elétrica iônica. Esta variação elétrica é que é captada pelos instrumentos de registro.

A experiência que nos interessa foi realizada com o aparelho chamado Eletromiógrafo. Trata-se de um amplificador de pulsos elétricos, cujos terminais são agulhas finíssimas que podem ser inseridas em qualquer parte do corpo, ficando a sua extremidade em contato com estruturas microscópicas. Tudo o que ocorra junto da ponta da agulha, em matéria de variação de campo elétrico, será captado pelo metal, ampliado pelo amplificador, e depois traduzido na linguagem que se quiser. Nas experiências citadas, o impulso colhido do músculo foi transformado primeiro em uma onda luminosa visível no écran de televisão, muito semelhante a todas as ondas elétricas que se vê em programas sobre Medicina. Em seguida, a mesma variação elétrica passa pro alto-falantes, produzindo som específico para cada variação elétrica.

Convida-se qualquer pessoa para a experiência. O primeiro passo será espetar três finíssimas agulhas no gordo polegar da mão, onde existem vários músculos delicados. Como a Unidade Motora é muito pequena, a simples estimativa estatística nos diz que a ponta das três agulhas deve estar situada em três unidades motoras diferentes, cuidando o experimentador de distanciar apreciavelmente essas três pontas. Essas agulhas finas são praticamente indolores. Com as três agulhas na massa muscular, convida-se o experimentado a mexer livremente o polegar para ver o que acontece. À medida que ele vai fazendo com o polegar movimentos variados, percebe que cada agulha produz uma onda especial no écran do iconoscópio, e que cada movimento produz um ruído específico nos alto-falantes. Vamos chamar as agulhas de A, B e C, teremos as ondas luminosas de A, B e C e teremos os três ruídos A, B e C (e as três Unidades Motoras A, B e C).

Depois que o indivíduo percebeu que se trata de três conjuntos diferentes, solicitamos dele que acione apenas *um* dos conjuntos por vez. *Com poucos instantes de treinamento* a pessoa consegue mover o dedo de tal forma que só a onda A aparece no écran e só o ruído A vem dos alto-falantes.

Depois que ele conseguiu perceber com clareza que está lidando com três conjuntos diferentes, o experimentador começa a pedir seqüências determinadas de operações, A-B-C, B-C-A, C-A-B, C-B-A e assim sucessivamente. *A maioria das pessoas aprende este controle após poucos minutos de treinamento.*

Em seguida o experimentador poderá solicitar que o indivíduo faça ritmos específicos, digamos, de samba ou de valsa, com as três unidades motoras. E o indivíduo, à custa de ligeiros movimentos VOLUNTÁRIOS do polegar, consegue fazer com que os alto-falantes dêem de volta um verdadeiro ritmo de samba — ou de valsa!

Chegados a esta altura, realizamos a prova mais difícil de todas. Pedimos ao indivíduo que se mantenha no conjunto A. Pedimos que ele consiga fazer com que apareçam na tela 15 ondas por segundo no conjunto A. Após pequenos ensaios e consultas ao cronômetro, *o indivíduo consegue manter uma contração constante com 15 impulsos por segundo.*

Pedimos, enfim — e isto é um dos limites da capacidade humana — que ele emita apenas *um impulso* a cada cinco segundos. E ele consegue.

É importantíssimo assinalar duas coisas nesta experiência de caráter altamente científico, mas de repercussões muito importantes na vida humana.

Em primeiro lugar, esta experiência já foi feita com milhares de pessoas e praticamente qualquer pessoa aprende este manejo ao cabo de poucos minutos. Não se trata portanto de nenhuma qualidade excepcional ou paranormal. Este trabalho já foi feito praticamente com todos os músculos do corpo humano, espetando-se as agulhas nos lugares correspondentes.

O fecho de ouro é este:

> quando a pessoa consegue emitir apenas uma onda de excitação a cada cinco segundos, estamos alcançando verdadeiramente um dos limites do ser humano: a mente, a vontade, ou a intenção da pessoa, *está conseguindo influir sobre UM SÓ neurônio da medula espinhal,* fazendo com que ele emita impulsos exatamente de acordo com a intenção da pessoa — até *UM SÓ* por vez. Isto é: a pessoa está controlando VOLUNTARIAMENTE a liberação da *menor quantidade que existe de energia nervosa.* Este "quanta" de "força de vontade" é de *1 a 2 gramas.* *

Recordemos que os neurônios da medula são 300 mil. Voltamos à comparação da harpa com trezentas mil cordas, cada uma delas podendo ser tangida por um dedo — o dedo da intenção! Se alguém se dispusesse a experimentar todas as suas unidades motoras — seria um trabalho de muitos anos ou talvez de séculos — ele conseguiria uma sensibilidade e um controle muscular, que despertaria inveja a qualquer Kung-Fu, qualquer Samurai e qualquer monge Zen.

A ciência ocidental conseguiu substituir o empobrecimento dos sentidos do homem ocidental, por máquinas que lhe devolvem esta sensibilidade de fora para dentro.

O homem ocidental não é capaz de controlar funções orgânicas sem o auxílio de indicadores externos. Mas com os indicadores externos ele conse-

---

* Nos músculos extrínsecos do globo ocular, nos da laringe (cordas vocais) e da garganta-língua-lábios (quando falamos), este quanta alcança provavelmente, até centigramas.

gue um controle como jamais seria possível para os orientais contemplativos.

É por causa deste fato que declaramos neste livro, em várias passagens, que levaríamos a coordenação motora — correlata da sensibilidade muscular — até seus limites reais, até o mais alto nível REALMENTE POSSÍVEL.

No caso do atleta, ele conseguirá, em prazo relativamente curto (estimado em um ano), dar tudo o que tem, nem mais nem menos. Se um atleta demora de 8 a 10 anos para atingir seu apogeu (digamos, dos 13/15 aos 23/25 anos), com nosso treinamento sistemático ele alcançará este limite — ou mais — em 1 ano.

É claro que, depois, como sempre acontece, nosso cérebro encontrará maneiras de integrar os dados de uma nova forma. Mas, por enquanto, nos daremos por felizes em entregar o indivíduo totalmente a si mesmo, em matéria de consciência e controle motor.

É preciso acrescentar mais um reparo à experiência descrita. A declaração é tão importante que vamos citar Basmajian no original (traduzido por mim):

> *"Algumas pessoas podem ser treinadas e ganhar tal controle de unidades motoras isoladas que, mesmo quando as pistas visuais e acústicas são eliminadas, elas ainda conseguem pôr em ação qualquer uma das três unidades favoritas, previamente controladas — em qualquer seqüência que o experimentador solicitar.*

> *"Elas podem manter estas unidades disparando sem nenhuma espécie de percepção consciente que não seja o reasseguramento (feito depois do fato) de que eles foram bem sucedidos."*

> *"Apesar de uma introspecção demorada e cuidadosa, elas não conseguem explicar seu sucesso, a não ser dizendo que 'pensaram acerca' da unidade motora no molde como a haviam visualizado no vídeo, ou escutado no alto-falante. Este tipo de treinamento provavelmente subjaz às habilidades motoras habituais, a todos aqueles gestos que nós*

vamos fazendo mais ou menos maquinalmente, sem pensar neles.''

Este trecho é fundamental: podemos *controlar* contrações musculares delicadíssimas *recordando a imagem* que acompanhava o aprendizado. Este é mais um argumento dos que entrelaçam olhos e movimento. Valioso porque experimental.

EXERCÍCIOS DE BIOFEEDBACK PROPRIOCEPTIVO

O aparelho descrito é incômodo para nossos fins —por causa das agulhas. Baseados nas experiências descritas, imaginamos outro, funcionalmente semelhante, de manejo mais fácil, de todo mecânico. Seu inconveniente maior é a inércia — se se pretender velocidade de resposta.

Na figura 35 a e b vemos o indivíduo sentado e ligado a uma balança dotada de certa versatilidade, no sentido de que pode medir desde umas poucas gramas até muitos quilogramas. *É importante que o mostrador da balança exiba divisões bem distintas para que os olhos as separem fácil e seguramente.*
Melhor comunicaremos o exercício, fazendo constar por extenso as instruções que o treinador daria ao atleta. Uma vez sentado e com o fio amarrado no punho, o treinador lhe dirá o seguinte: "Olhe o mostrador da balança. Agora, dobre o seu braço para fazer com que o ponteiro passe do zero para o cinco. Muito bem. Agora volte para o zero, agora vá para o cinco, volte para o zero. Para o cinco. Agora feche os olhos. Volte para o zero. Agora abra os olhos — e verifique. Chegou no zero, ou não? Não chegou? Não. Então vamos recomeçar: zero, cinco, zero, cinco, zero, cinco. Feche os olhos. Repita. Acertou."
Creio que já dá para perceber quase tudo o que importa. À custa da repetição de ensaios, *faremos com que o indivíduo transfira o controle visual para o controle proprioceptivo.* Como os olhos são muito mais discriminativos que os músculos, usaremos o ponteiro da balança como o experimentador do biofeedback usava a onda elétrica ou o ruído do alto-falante. Com vantagem: sendo uma escala linear, é mais fácil *graduar*

---

* J. V. Basmajian, "Muscles Alive", Williams & Wilknis, Baltimore 1974 (3ª ed.)

esforços com ela do que se se tratasse de uma onda irregular ou de um ruído irregular.

O indivíduo repetirá este exercício até conseguir DE OLHOS FECHADOS, exatamente os mesmos resultados que ele consegue de OLHOS ABERTOS. Neste momento ele terá transferido toda a capacidade de discriminação visual para seu sistema proprioceptivo e para o cerebelo.

Com o tempo, o atleta irá se colocando em posições diferentes diante da balança, a fim de exercitar, a cada vez, *grupos musculares diferentes* — Unidades Motoras diferentes. Será preciso que ele experimente um pouco com cada parte do corpo e com a maior parte dos músculos.

Além de exercitar muitos músculos do corpo, o atleta fará exercícios, em ocasiões sucessivas:

- com medidas diferentes (1 a 2, 1 a 4, 0 a -3, etc.);
- com pesos diferentes, posto em posição de resistir à contração ou ao relaxamento;
- com contração e com descontração; sempre que uma parte do corpo desce, é porque os músculos correspondentes relaxaram e deixaram o peso da parte levá-la para baixo. Logo, todo o subir do ponteiro se faz com contração e todo descer com descontração;
- em ritmos diferentes — usando-se agora um metrônomo (marcador de tempo usado no aprendizado da música).

Por exemplo, dir-se-á: "agora leve de um a cinco *em dois segundos*." Volte de cinco a um em duas batidas. Vá de um a cinco em duas batidas. Volte de cinco a um em duas batidas. Repete-se algumas vezes. Pede-se para fechar os olhos e pede-se para repetir e verificar o resultado em seguida. Assim poderão ser pesquisados ritmos variados, velocidades variadas, pesos variados.

Para fazer todas as Unidades Motoras, dez segundos com cada uma, precisaríamos de aproximadamente mil horas de trabalho. Mas não cremos que seja necessário treinar todas as Unidades Motoras. Depois de um certo número de repetições, é bem de se acreditar numa certa generalização do processo. De qualquer modo, o exercício é útil na medida em que é feito. *Quanto mais melhor.*

Assinale-se de passagem a semelhança entre este treinamento, o treinamento ioga, o treinamento de pianistas e inclusive o treinamento de atletas de primeira linha (é nosso caso). Para conseguir domínio total em qualquer uma destas áreas é preciso dedicar a ela várias horas de treinamento todos os dias. O mesmo aconteceria com nossa experiência. Mas a nossa é SISTEMÁTICA — é a que mais rende: aprende-se MAIS em MENOS tempo porque *não se repete o que já se sabe fazer.*

Diga-se, também de passagem, para compreender melhor a idéia, que o piano é um excelente instrumento de feedback motor. É claro que o som ouvido é rigorosamente proporcional à força com que a tecla foi percutida. É claro que a duração do som tem algo a ver com esta mesma percussão e é claro, enfim, que todas as seqüências de esforços *ficam perfeitamente retratadas pela música.*

É muito importante oferecer ao atleta uma certa *variedade* de experiências do mesmo tipo, a fim de evitar a monotonia e o trabalho *mecânico,*

Podemos fazer variações da experiência proposta, uma das quais já foi assinalada neste livro — a experiência da panela que se enche d'água, descrita quando discutimos a coordenação motora. Deixando a panela encher-se de água pouco a pouco, de grama em grama de água, poderemos ir explorando a ação das Unidades Motoras. A panela não será segurada só pela mão. Poderemos ter um recipiente pendurado a um cordel e com roldanas, que permitam deflectir o cordel em várias direções. Assim, o atleta poderá "carregar" o recipiente de água não só com a mão inteira, mas também com um dedo, com o tornozelo, com o dedo do pé, o pescoço (cordel amarrado à cabeça), ou o que seja.

O último tipo de exercício que pode desempenhar função inteiramente paralela *é solicitar dos atletas que façam movimentos bem definidos e bem isolados — um por um — da maneira a mais lenta possível.* Lenta quer dizer: *faça o movimento mais lento que você consegue perceber.* Se conseguirmos fazer movimentos isolados e lentos teremos uma boa chance de estar atuando, também neste caso, sobre *cada* Unidade Motora.

Agora podemos falar também dos elementos de biofeedback contidos em todos os treinamentos previamente descritos. Particularmente no caso do chutar a bola, é muito claro que aquela situação e aquela ação se articulam em termos de retroalimentação. Sabe-se *a cada instante* qual foi *o chute certo* qual foi *o chute errado;* e o *erro do chute anterior* serve para *corrigir o chute seguinte.*

159

O SISTEMA VESTIBULAR

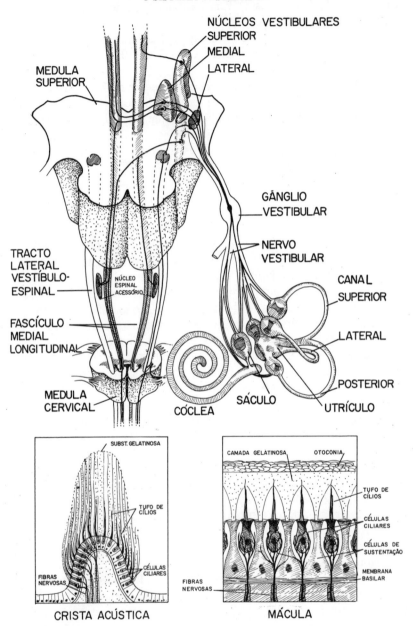

Fig. 36

As cristas são *sensores de acelerações angulares* ou tangenciais *da cabeça*. Percebem qualquer *movimento giratório* da *esfera* que é nossa cabeça, inclusive giros em mais de um eixo. Estão situadas nas ampolas dos canais semicirculares, funcionam como *pincéis densos* que se movem quando o líquido dos canais semicirculares *começa* ou *cessa* seu movimento. Os líquidos dos canais se movem quando *giramos a cabeça* – qualquer que seja a direção. Cada direção é percebida em separado, desde que os três canais se dispõem em um triedro ortogonal (três planos que se cruzam perpendicularmente uns aos outros). Basta girar a cabeça com a velocidade de um grau por segundo para que se perceba o movimento.

Tudo se passa como quando giramos um balde com água, sobre seu próprio eixo vertical. O balde se move *antes* que a água o acompanhe; assim nos canais semicirculares. Mas bastam poucos segundos (quinze a vinte) para que o líquido comece a *acompanhar* o movimento e o receptor cesse de sinalizar. *Enquanto* giramos sobre nós mesmos, de pé, *não sentimos* tontura. Só quando paramos.

As máculas *são sensores de acelerações lineares* (ou retilíneas) da cabeça. Indicam quando a cabeça *começa* a ir *mais rápida* ou *mais lentamente* para a frente ou para trás, para um lado ou para outro.

As otoconias, pequenas pedrinhas de cálcio três vezes mais densas que os tecidos e líquidos orgânicos, se "atrasam" (inércia) quando a cabeça vai mais depressa (e se adiantam quando ela vai mais devagar). Com isso puxam e entortam *os pêlos* das células sensoriais em cuja raiz estão enrolados filamentos nervosos. Este estímulo faz as células emitirem sinais.

Falamos sempre que os receptores assinalam o que acontece com "a cabeça" e não "com o corpo". Assim é, de fato. A função destes orgânulos logo se completa e complica quando seus sinais influem *sobre todo o corpo*, organizando sua posição e movimentos automaticamente, para que ele continue o movimento no qual está empenhado *sem ter que cuidar de seu equilíbrio*. Na figura, reparar no grande número de *núcleos vestibulares* – quatro – cada um com conexões "de aviso" e "de ação" com amplas regiões nervosas e corporais.

Todas as fibras que vão para a medula (trato vestíbulo-espinal) agem sobre o neurônio motor do corno anterior. O feixe medial longitudinal funciona como distribuidor de influências vestibulares. Parte importante das fibras vestibulares vão *diretamente* para o cerebelo (ver figura seguinte).

Isolando todas as variáveis do chute, treinando uma a uma dentro de sistemas de biofeedback, conseguiremos fazer o que em campo jamais se consegue. Em campo, mesmo em treinamento, ainda que em treinamento de chute de bola em gol, nunca o jogador pode ter uma noção precisa do acerto ou do erro. Há variáveis demais atuando *simultaneamente*.

Todos os exercícios de visualização, de imitação, de movimentação em câmara lenta e de imaginação, se destinam em última análise a refinar, a apurar os nossos circuitos de feedback visuomotor. Da mesma forma que os olhos acompanham e corrigem as mãos o tempo todo, os olhos acompanham e corrigem a localização do corpo todo no espaço em função deste espaço e dos objetos propostos.

Uma técnica complementar poderá auxiliar consideravelmente o atleta a ter uma idéia precisa da organização de seus movimentos. Periodicamente far-se-á a projeção de *slides*, que reproduzem figuras anatômicas de músculos. Em seguida serão projetados filmes que mostram os *movimentos* produzidos por aquele músculo. Em seguida, o atleta será convidado a repetir estes movimentos, bem atento, para *sentir* o músculo que estava projetado no *slide*, atuando agora, porém, no *próprio corpo*. Em seguida será convidado a repetir estes movimentos de olhos fechados, a fim de integrar a sensação muscular.

Acreditamos que projeções deste tipo, relativas aos principais músculos do corpo, poderão auxiliar consideravelmente o atleta a *construir uma imagem corporal muito exata de si mesmo*. Conseguiremos com essa técnica uma aproximação cada vez maior entre a imagem corporal, tida como um conjunto de sensações internas, e a figura e as dimensões reais do corpo, tidas como um objeto concreto. Vimos que, segundo Feldenkrais, esta é uma condição *essencial* para que os movimentos sejam precisos, e para que eles se realizem com o máximo de eficiência e o mínimo de esforços mal aplicados.

Quem não sabe relativamente bem como é feita certa máquina, não consegue usá-la com jeito, nem fazer com ela tudo o que ela pode fazer.

CAPÍTULO IX

EQUILÍBRIO DO CORPO E POSTURA

Postura é uma palavra muito usada – geralmente mal usada – sempre que se fala em esportes, em expressão corporal, em reumatismo, em dança, em "boa postura" – a que se *devia* ter.

De regra, as pessoas não associam postura com equilíbrio. No entanto, uma palavra não tem sentido sem a outra.

A postura é nossa forma de mantermos o equilíbrio do corpo – nossa forma de pararmos de pé – a cada instante!

A postura será boa se conseguirmos este equilíbrio com o mínimo de esforço, com o melhor possível dos apoios ósseos para carregar o peso e com a maior facilidade possível para fazermos movimentos. A postura será má na medida em que o indivíduo faz força excessiva para ficar de pé (como uma pessoa orgulhosa, como o modelo clássico do militar na posição de sentido); ou então fazendo força *de menos*, como as pessoas desengonçadas, despencadas ou "dependuradas" no próprio esqueleto e nas próprias juntas. Os que fazem força de menos sobrecarregam os ligamentos articulares e forçam as articulações segundo apoios que não são os axiais (que não são ótimos).

É preciso dizer também, logo de saída, que falar em UMA postura é tolice.

É preciso ENCONTRAR e MANTER a postura adequada para cada modo de estar, para cada tipo de movimento e atividade.

Existem definidamente alguns modos de estar sentado, vários para se estar de pé e uma infinidade de posturas ligadas a movimentos específicos – de péssimos a ótimos. Esses movimentos podem ser profissionais (serrar, martelar, colocar tijolos, pincelar uma parede), como podem ser esportivos (chutar, no futebol, cortar, no voleibol, manejar uma raqueta de tênis, arremessar o disco, etc.)

É preciso ser bem claro a respeito: *as posturas são inúmeras* e a movimentação perfeita envolve quase sempre a passagem de uma postura para um movimento, com o qual se chega a outra postura, da qual nasce um novo movimento e assim sucessivamente.

A boa postura jamais poderá ser conseguida ou conquistada de uma vez por todas – uma vez aí, sempre aí.

165

A BOA POSTURA É UMA CONQUISTA DE CADA INSTANTE.

Quem quiser gozar de uma boa postura deverá cuidar dela o tempo inteiro e falaremos, então, na estruturação de uma consciência secundária – a consciência do equilíbrio fino do corpo.

É isto que o ensino das artes marciais orientais observava acima de tudo. Embora os orientais exprimissem o problema em termos que não são os da mecânica ocidental, o que tinham em mente era isso: O guerreiro – e sua espada – estão SEMPRE prontos para entrar em ação, sempre "de jeito" – sempre "bem postos" (ou bem *colocados*).

Podemos e devemos ser muito específicos: a postura certa para um chute é completamente diferente se o chute é dado com o indivíduo parado, se ele vem numa corrida com a bola parada no chão, se ele vem numa corrida e a bola também, e inclusive é diferente conforme os vários ângulos de incidência entre a trajetória da bola e a do personagem, é diferente conforme as inclinações do corpo do indivíduo que se aproxima da bola, etc. Um instante antes de desferir o chute, o corpo de algum modo se congela um instante, preparando a base para esse verdadeiro disparo. Esta base não só deve ser *preparada um instante antes, como deve congelar-se no momento preciso e deve fluidificar-se no momento seguinte*, em busca de um novo equilíbrio, após uma perturbação tão violenta do equilíbrio do corpo como é um chute.

A comparação a ser lembrada aqui é a do disparo de um canhão. Todos nós já vimos no cinema que quando um canhão dispara ele recua violentamente. Nos fortes costeiros, os canhões estão sobre gigantescos braços hidráulicos, e no momento do disparo eles recuam e se escondem de novo atrás das muralhas. Também quando disparamos uma carabina, sentimos seu coice, isto é, o movimento que ela faz violentamente para trás, reação ao impulso que o conjunto imprimiu ao projétil.

Se a postura não se ajeita, não se amacia ou não faz molejo bom para um chute violento, o indivíduo pode impactar com o chão, pode acertar a bola, mas tão mal que pode fraturar um osso da perna, ou tão mal que após o chute o indivíduo leva um tombo feio – e perigoso!

Quase tudo que existe de engraçado no aprendizado de um esporte, quando vemos crianças tentando imitar o que viram na televisão ou no circo, depende desta má colocação do corpo. A criança, assim como o adulto que inicia uma nova atividade, concentra-se fortemente na visão do que a mão está fazendo (ou do que a perna está fazendo – no caso do chute), ou no esforço de imitar visualmente o modelo – o esforço de "fazer igual". *A pessoa não tem quase noção da colocação do corpo e por isso erra todos os movimentos que faz.*

Se pusermos lado a lado duas pessoas serrando uma tábua, um carpinteiro experiente e um amador que serra uma tábua uma vez por ano, basta vê-los *começar a se mover* e imediatamente saberemos quem é o principiante. A *última* coisa que o *profissional* faz é *mover o serrote*. A *primeira* coisa que *o amador* faz é *mover o serrote*... O amador se organiza a partir do serrote, fecha a mão com força absurda move o braço como máquina, tenta imobilizar fortemente o corpo todo para que ele não atrapalhe. Ele constrói uma pirâmide de ponta para baixo. Já a pessoa experiente no manejo do serrote, *começa colocando os pés no chão* na distância mais favorável para o balanço envolvido no ato de serrar, depois acerta o ângulo do corpo, a posição do braço, descansa o serrote sobre a tábua e aí inicia o movimento periódico bem balanceado, num ritmo fácil e constante dotado ao mesmo tempo de muita eficiência.

Todas *as forças* importantes do serrar estão nas cadeiras e nos ombros. Cotovelo e mão limitam-se a manter o plano de corte (a direção) do serrote na posição precisa em que ele é mais rendoso.

A mão é feita para acertar o *encaixe da força do corpo com as resistências dos objetos* com os quais se trabalha. A mão serve só para fazer este ajuste. Toda a força deve vir de baixo. No entanto, quase todos os principiantes do mundo, quando iniciam uma tarefa, tentam fazê-la quase que exclusivamente com as mãos — esquecendo de todo o corpo.

Princípio básico de nossa organização motora:

TODA FORÇA VEM DE BAIXO PARA CIMA E DO EIXO (coluna vertebral) PARA A PERIFERIA (para os membros).

TODA DIREÇÃO, TODA CONFIGURAÇÃO E TODA ADAPTAÇÃO DO CORPO AO ESPAÇO E AO OBJETO VEM DE CIMA PARA BAIXO E DAS EXTREMIDADES PARA O EIXO.

Consideremos um pouco as condições que tornam nosso equilíbrio uma das funções mais complexas *do mundo*. Quero dizer que os dispositivos automáticos que nos mantêm de pé constituem uma gigantesca máquina cletromecânica, que não tem paralelo no universo conhecido, nem em estruturas naturais, nem em estruturas fabricadas pelo homem. No entanto, o hábito, aqui como em qualquer outro lugar, engole por inteiro a percepção.

A figura do esqueleto humano se fez tão familiar, que as pessoas jamais se espantam com o que ela tem de exótico do ponto de vista mecânico. Todo mundo sabe que o esqueleto é um conjunto de alavancas que nos move quando atuadas pelos músculos.

Se compararmos a estrutura do suporte de uma máquina, com a estrutura do corpo humano, saltam imediatamente aos olhos diferenças colossais.

167

ARTICULAÇÃO TÍBIO-TÁRSICA (DO TORNOZELO)

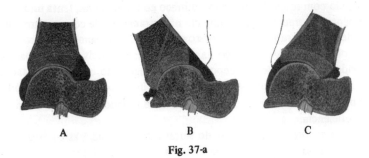

Fig. 37-a

Articulação tíbio-társica (do tornozelo), mostrada em três etapas funcionais, pessoa de pé (A), pé em extensão (B) e pé em flexão (C).
Notar como funcionam as "sobras" da manga articular.
Notar a regularidade das superfícies deslizantes, que as torna comparáveis a rolamentos esféricos bem lubrificados.

TESTUT, vol. I, fig. 708

ARTICULAÇÕES DOS DEDOS DA MÃO

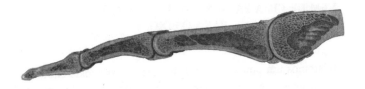

Fig. 37-b

Vê-se bem a estrutura óssea, densa na periferia e esponjosa no centro.
Reparar nas cápsulas articulares, com folga para permitir os movimentos. Estas folgas estão representadas como linhas bem negras junto às articulações.
Reparar na forma circular (esférica) muito regular das superfícies articulares. Lembrar que dentro das cápsulas articulares há um líquido (sinovial) que funciona como lubrificante perfeito sempre renovado.
Nosso "boneco" ósteo-articular é muito móvel e instável.

TESTUT, vol. I fig. 650

O que a máquina tem de funcional, de "aerodinâmico", de simples e de lógico, o esqueleto tem de complexo, de ambíguo de surpreendente e — parece — de ineficiente, até de absurdo.

O corpo humano é muito alto (1 m e 70 cm) para sua base (um quadrado de 30 cm de lado). Aliás, somos quase uma pirâmide muito alta que se põe — e se mantém — de cabeça para baixo... Isto é, mais fina nos pés, bem mais larga nas cadeiras e ombros.

Pior: o mais alto é não somente maior como mais pesado (cabeça + ombros + braços).

Pior ainda: é aí, no alto, que ocorre a maior parte dos movimentos (mãos - braços) e cada movimento é igual a um empurrão que damos em nós mesmos (um puxão). Quanto mais alto o empurrão, maior sua capacidade de desequilibrar.

Além disso, nossa base varia de instante a instante quando andamos; se ficamos parados, também mudamos o pé de apoio a cada poucos instantes, e aí ficamos em um pé só.

Lembremos que esse boneco tem, por articulações, superfícies extremamente lisas, muito bem lubrificadas e suaves. Na verdade, nossas juntas são tão boas como rolamentos esféricos — ou quase. Não podem ser tão eficientes porque elas não podem ser tão rígidas na superfície. Elas têm que ter sempre alguma elasticidade. Nossas juntas são rolamentos esféricos revestidos de uma camada muito fina de uma borracha praticamente indestrutível e indescolável em relação à superfície que reveste. Elas deslizam muito bem protegidas dentro da cápsula articular que está sempre cuidadosamente umedecida por um líquido muito viscoso — o líquido sinovial.

É praticamente impossível, de acordo com leis estatísticas, que o boneco constituído pelo esqueleto humano mais as articulações, pare de pé, sejam lá quais forem as circunstâncias. Posto de pé, imediatamente ele se dobra e cede e se entorta em meia dúzia de lugares, esparramando-se no chão em um instante.

Grande altura para pequena base, grande número de juntas muito móveis. Estes os elementos estáticos da nossa instabilidade no espaço. (Estes os nossos elementos ANTIestáticos...)

Mas, além disso, somos... automóveis. Nós movemos a nós mesmos. Nós mesmos empurramos pernas e braços para que andem, para que se mexam, para que gesticulem, para que trabalhem. No entanto, cada vez que movemos uma das partes do corpo, *todo o equilíbrio do conjunto fica prejudicado*. Primeiro, porque *a forma* do conjunto se modificou (o corpo assumiu uma outra forma, com condições de estabilidade diferente da anterior). Depois, pela inércia do movimento que imprimimos aos membros, e pela freada que subseqüentemente daremos a estes mesmos membros, quando ele chegou no lugar que pretendíamos.

O EQUILÍBRIO DO CORPO

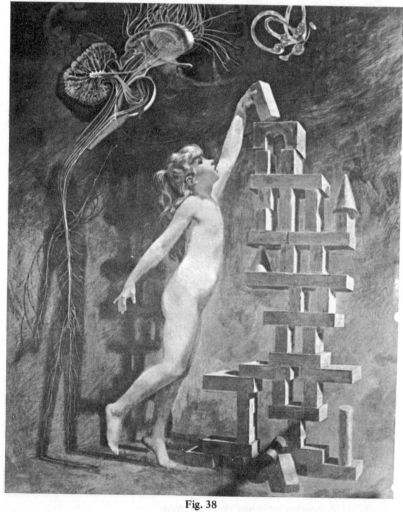

Fig. 38

Nesta bela figura o artista resumiu quase tudo o que importa ao equilíbrio do corpo.

A menina, na ponta do pé esquerdo, leva a mão o mais alto que pode a fim de colocar o último cubo no seu castelo de brinquedo.

Ao fundo, a sombra da menina com o Sistema Nervoso desenhado esquematicamente sobre a sombra. Acima, à esquerda, o encéfalo como casca vazia e dentro dele as principais conexões nervosas responsáveis pelo gesto tão gracioso, tão simples (por fora) e tão complexo (por dentro).

Dizia Buda: o que é fácil de ver é difícil de fazer!

Acima, à direita, o *labirinto* — canais semicirculares e suas câmaras de ligação. O labirinto está situado na espessura do rochedo (parte do osso *temporal*).

Por mais feliz que fosse, o artista ainda esqueceu dois lugares importantes do equilíbrio: os olhos e os músculos da nuca.

Os primeiros, desde cedo educados pela propriocepção e pelo labirinto, aprendem a perceber se o mundo "está de pé" *ou* se ele está inclinado ou deitado. Percebem e comandam reações destinadas a retificar as coordenadas — a vertical e a horizontal. No homem são importantíssimos.

A tensão dos músculos do pescoço indica a todo instante a *relação espacial* entre a cabeça e corpo. Esta relação é essencial quando se considera que a maior parte de nossas "antenas" sensoriais (olhos, ouvidos, nariz) estão na cabeça e são direcionais; e que a maior parte dos nossos órgãos executivos (braços/mãos principalmente) estão no corpo e precisam dele todo para trabalhar. Percepção e execução, claro, precisam estar coordenadas e a coordenação espacial destes dois setores é realizada pelo pescoço que, ou alinha a face de acordo com o corpo, ou realinha o corpo em relação à face.

Outro setor sensorial básico para o equilíbrio é o mecanoceptivo.

A pele da planta dos pés e músculos da planta dos pés e do tornozelo são essenciais para sabermos quão inclinados estamos para os lados, para frente, para trás.

A pressão desigual sobre o corpo — como quando estamos apoiados a uma parede, pessoa ou bengala — também tem força para acionar mecanismos de equilibração.

Dito de outro modo, *cada vez que nos mexemos, damos empurrões em nós mesmos.*

Cada vez que nos mexemos, começamos dando um empurrão e acabamos dando uma freada, no braço, na perna, na cabeça. Tudo isso perturba seriamente o equilíbrio do corpo.

Se dispusermos de um manequim que reproduza a forma externa do corpo e o peso relativo das partes, pernas, braços, etc; se o colocarmos sobre uma plataforma móvel, fácil imaginar que ele cairá à menor oscilação. Ele cairá também, muito facilmente, ao menor movimento que façamos em relação à ele, mesmo se lhe dermos apenas um pequeno empurrão com o dedo. Ele cairá ainda, sempre com muita facilidade, se levantarmos um de seus braços e o deixarmos no ar, se inclinarmos sua cabeça para frente ou para trás.

Com essa figura, creio que vai se tornando claro por que é que o nosso equilíbrio é tão difícil. Na verdade, ele é tão difícil que, para ser mantido, absorve quase metade das nossas estruturas nervosas.

Esquematicamente estas estruturas são:

— Todas as envolvidas *nos reflexos de estiramento* — presentes em todos os músculos do corpo. Sempre que um músculo sofre um puxão — mesmo que ligeiro, porém rápido — ele se contrai automaticamente, fazendo, em sentido contrário ao do puxão, uma força de regra maior que a do puxão. Este é um dos mecanismos básicos de nosso equilíbrio. Sempre que nos inclinamos, sempre que somos inclinados (barco), empurrados ou jogados (ônibus, briga), alguns músculos são estirados — os que estão do lado oposto ao do empurrão. Mal são estirados, e imediatamente eles se contraem, "segurando-nos" de pé ou recolocando-nos de pé.

— Boa parte do *sistema gama*, dispositivo neuromuscular que fixa posições do corpo. Na maior parte de nossas atividades, geralmente quem trabalha são o antebraço e as mãos, enquanto o restante do corpo *é mantido* bastante imóvel. Este processo — também automático — é realizado pelo sistema gama, principalmente.

— Do cerebelo — do qual já falamos. Recordar: a saída do córtex cerebelar é exclusivamente inibidora. Ela "segura" — sempre.

— O Sistema Vestibular, estrutura das mais antigas do Sistema Nervoso, e o principal responsável pela manutenção da postura. Bem precocemente, na criança, o S. Vestibular "ensina" os olhos a assumirem função no equilíbrio.

— Enfim, boa parte do chamado Sistema Extra-Piramidal, principal responsável por nossos automatismos motores, tem muito a ver com a postura, que é a base dos movimentos — quaisquer que eles sejam.

Por ter-se posto de pé, o homem se fez um animal que sofre de sobressaltos — medo de cair. Reagimos a grande número de estímulos com contrações musculares amplas e mantidas, que nos seguram de pé mesmo que a gente nem pense nisso.

Ficar em pé bem equilibrado é um *instinto* recente da espécie humana, é o instinto que *gerou* a humanidade. Crianças criadas por lobos, encontradas nas florestas da Índia, com 8 e 13 anos de idade, andavam de quatro e não de pé. Não tendo *o modelo* dos adultos, a criança imitou o que estava em volta dela. Pior do que isso, nenhuma das duas conseguiu jamais andar de pé depois que foram encontradas. A posição ereta é um instinto tão jovem do homem que ele precisa de um modelo — um apelo externo — para se pôr nessa posição.

Pode parecer estranho chamar a posição ereta de instinto. Mas é perfeitamente legítimo colocar assim. É uma profunda tendência humana e a mais marcante das características humanas.

Foi a posição ereta que nos permitiu deixar as mãos livres para que elas fizessem tudo o que elas vieram a fazer depois — toda a tecnologia do homem.

Há mais complicações no caminho. Embora o corpo humano seja essencialmente simétrico, no esqueleto, na musculatura, na disposição básica de todas as estruturas do Sistema Nervoso, a verdade é que não nos mexemos simetricamente. Quase todos os nossos movimentos são irregulares. O caso do chute é bem nítido. Só um dos quatro membros se move muito velozmente enquanto os outros três têm que se pôr de tal forma que o apoio subsista e o equilíbrio permaneça. Esse movimento é muito desigual. Ele nos põe numa condição muito complexa de equilíbrio.

Nosso equilíbrio, se quisermos um modelo esquemático, é muito mais parecido ao de uma balança romana (assimétrica) do que ao de uma balança de braços iguais (simétrica). O pior é que a balança romana, que sintetiza o nosso equilíbrio, não tem dimensão constante nem usa pesos constantes. A cada momento ela está suspensa por um ponto diferente. E a barra central é uma *CRUZ*, não um segmento de reta...

Além disso, nosso equilíbrio lida essencialmente com *pesos* e inércia de movimento. Não se trata apenas de equilibrar duas massas iguais, mas sim, de equilibrar massas diferentes (das várias partes do corpo) dotadas de movimentos diferentes. Sabemos que uma certa quantidade de movimento funciona como um peso. Quanto maior a velocidade, maior o peso. Ou maior a força.

Enfim, bem plantado no chão, o homem consegue fazer muita força (dezenas de kg) *contra* os objetos!

Aí estão as muitas condições que tornam nosso equilíbrio uma das coisas mais difíceis do mundo.

173

Em princípio, todos os estudiosos da fisiologia e dos esportes sabem deste fato. Mas não sei se no treinamento usual do atleta se dá ao equilíbrio do corpo e conseqüentemente à postura, o cuidado que eles merecem. Acredito que não. Pelo seguinte. Estatísticas feitas por Alexander, um dos grandes conhecedores da postura humana, mostram que é muito difícil encontrar alguém com uma postura correta, mesmo ao nível dos atletas olímpicos. Uma pequena parte deles apresenta pequenos defeitos posturais e quase 2/3 deles apresentam defeitos de postura — mau equilíbrio estático ou dinâmico do corpo — *que podem ser considerados graves.*

Se estes indivíduos, apesar desta base inadequada, conseguem resultados espantosos, isto se deve primariamente à tenacidade do seu treinamento e na verdade, à sua total falta de versatilidade. Eles fazem sempre e exclusivamente a mesma coisa. É assim que conseguem o resultado — com certeza pelo caminho mais inadequado e menos científico de todos:

Repetindo, repetindo, repetindo, repetindo.

Nossos atletas deverão fazer exercícios importantes e freqüentes em matéria de postura e equilíbrio.

Cuidemos primeiro da postura. Hoje em dia, além de mil sugestões e insinuações de mil autores diferentes sobre como deve ser e como se deve fazer para ter uma boa postura, salientam-se dois nomes, quando se pretende operacionalizar ou efetivar essas coisas: Ida Rolf e Moshe Feldenkrais. (Rudolf Laban também é famoso; começo a conhecê-lo agora.)

A primeira desenvolveu um método de massagem profunda, bastante forte, que em *10 horas* retifica a postura das pessoas de uma forma que é notável *e perfeitamente visível em fotografias feitas antes e depois.* Qualquer estudioso do assunto que examine com cuidado uma dessas fotografias do antes e do depois da Integração Estrutural de Ida Rolf, ficará na certa impressionado com a diferença que se vê (consulte-se a figura 39 b).

É importante assinalar dois ou três pontos nesta técnica: ela atua num tempo muito curto: 10 horas, divididas em 10 sessões de uma hora, uma por semana. O processo é doloroso, exigindo certa coragem da pessoa que se expõe ao mesmo.

A idéia básica de Ida Rolf é que ao longo da vida todos nós sofremos pequenos ou grandes traumatismos, principalmente os tombos da infância e acidentes em veículos, e que estes tombos sucessivos vão deformando gradualmente nossa estrutura óssea, articular e conjuntiva. Será necessário, depois, reduzir todas estas torturas e alinhar todas estas obliqüidades. Isto é feito com os dedos e com a mão do operador à custa de esforços por vezes consideráveis.

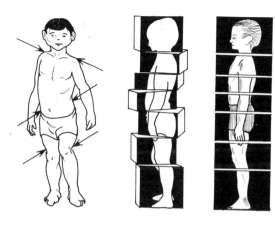

Fig. 39-a

Um menino com graves defeitos posturais (de frente). De perfil, as deformidades representadas como blocos mal empilhados. Em 2, o corpo alinhado — pelo trabalho terapêutico de massagem.

ROLFING

Silhueta de uma mulher "endireitada" pelo processo do Rolfing. No esquema, 1, 4 e 10 significam horas de massagem. É evidente a passagem de planos inclinados a planos horizontais nas principais juntas do corpo.

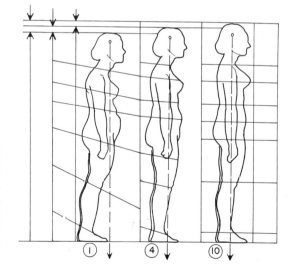

Fig. 39-b

Mas, insistamos: o resultado é deveras espetacular.

Hoje em dia ainda existem poucas pessoas capazes de desenvolver ou de realizar este processo no mundo. Mas há técnicos em vários lugares, principalmente nos Estados Unidos. O tratamento é relativamente caro, mas o benefício é incalculável. E, sobretudo, o benefício é muito seguro e demonstrável.

Feldenkrais foi inventando aos poucos um complexo sistema de exercícios que podem levar também a uma postura perfeita — a cada instante. Seus exercícios lembram a ioga no sentido de que são de regra lentos, feitos com muita concentração e de olhos fechados. Porém, baseiam-se inteiramente nos conhecimentos de biomecânica, de anatomia e de fisiologia muscular do Ocidente.

Em qualquer alternativa, os atletas deverão praticar um bom número dos exercícios de Feldenkrais, porque eles auxiliam consideravelmente a desmontagem e a remontagem de grandes blocos de movimentos. Eles apuram a sensibilidade a ponto de um indivíduo se tornar cada vez mais capaz de perceber onde, como e quando exerce um esforço impróprio, uma tração incômoda ou uma compressão dolorosa.

Feldenkrais fez excelentes análises dos movimentos globais humanos, decompondo-os em conjuntos bastante coerentes (flexores, extensores, rotadores) e depois subdecompondo esses conjuntos em blocos menores — movimentação da cabeça-pescoço, movimentação dos ombros-braços, movimentação das cadeiras, etc. Ele permite uma análise de esforços não de um por um, mas de pequenos conjuntos em pequenos conjuntos. Ele permite desmontar e remontar a nossa máquina de movimento. Alguns dos seus exercícios já foram traduzidos para o português (veja-se bibliografia).

O outro conjunto de exercícios para a correção postural foi e continua sendo imaginado e testado por mim. Estou aprofundando a correção de defeitos posturais baseando-me exclusivamente na *tração* ou no *estiramento* do corpo em conjunto — e de suas partes.

A situação básica é a seguinte: é preciso dispor de uma mesa suspensa por um eixo central que permita seu balanço. A pessoa deita-se na mesa e tem os pés firmemente presos, por uma faixa elástica macia e firme, a uma das cabeceiras da mesa. Em seguida a mesa vai sendo inclinada de tal forma que a cabeça fica mais baixa que os pés, em graus muito variáveis. Começa-se com ângulos pequenos e pode-se terminar com ângulos muito grandes, até 60° ou mais. Deve-se proceder sempre com vagar, a fim de permitir o gradual ajuste da circulação às novas condições. Depois que a pessoa experimentou-se assim, puxada na direção da cabeça pelo próprio peso, ela, mais o experimentador, começam a estudar com calma o próprio corpo, a fim de ver que partes dele resistem ao estiramento, contraindo-se em direção contrária.

Cada vez que se localiza um grupo muscular que não se soltou, trabalham ambos para soltá-lo, quase sempre com o auxílio de trações adicionais feitas pelo experimentador. Ele atuará de regra segurando com as mãos e usando o próprio peso para tracionar um braço, uma perna ou a cabeça da pessoa. Essa tração deve se instalar sempre com grande lentidão, deve durar uns poucos minutos em grau constante e depois deve ser relaxada mais devagar ainda.

Essas trações lentas e fundas, realizadas pelo peso das próprias partes do corpo ou realizadas pelo esforço do experimentador, provavelmente produzem um gradual deslocamento de estruturas conjuntivas, das faixas que envolvem os músculos, das aponeuroses, dos ligamentos articulares e de todas as regiões onde existe tecido conjuntivo denso (fibroso). Uma vez deslizadas estas fibras pela tração, permite-se que elas voltem; mas, certamente, elas não voltarão ao mesmo lugar. Elas estão sendo tracionadas em direções eletivas e precisas, e o grosso da tração é precisamente vertical, porém ao contrário do usual (vide infra). A hipótese é a de que, ao voltar, essas estruturas de fato voltem para *o seu* lugar — devido e adequado — e não para o lugar onde estavam — que por hipótese era impróprio.

Temos três grandes grupos de razões favorecendo as nossas tentativas.

Sentados, temos todo o peso do tronco atuando sobre a bacia; quando ficamos de pé, temos todo o peso do tronco atuando sobre a bacia, e todo o peso da bacia e das pernas atuando sobre os pés. Nosso esforço mais freqüente é o de compressão, segundo a vertical (peso). Quando fazemos a tração, nas condições descritas, exercemos um esforço precisamente oposto — o de distensão ou estiramento. Porém, igualmente na vertical. É essa identidade na *direção* do esforço que nos permite acreditar que o trabalho possa ser corretivo.

A segunda razão que temos a nosso favor, é que todos os estudiosos do movimento humano concordam num ponto: a imensa maioria das pessoas peca em relação à motricidade porque vivem *encolhidas*. Bastam uns quinze ou vinte minutos de pequenos exercícios comuns de expressão corporal, ou mesmo de outra espécie, para que o indivíduo se sinta maior, mais *alongado* — além de mais solto.

Enfim, temos o testemunho de Wilhelm Reich, o genial psicanalista que fez a psicanálise das posições, dos gestos e das expressões humanas. Depois de muitos anos de estudo minucioso e de observação impecável do ser humano em movimento, ele enunciou sua definição final de Neurose — note-se bem, de Neurose: a neurose é uma moléstia caracterizada essencialmente *por um encolhimento* de todo o sistema vivo, envolvendo um encolhimento ou uma predisposição à contração, do sistema nervoso simpático, das vísceras e *principalmente dos músculos*. Ao conjunto dos músculos encolhidos pela neurose, Reich denominou *Couraça Muscular do Caráter*. O principal trabalho na cura da neurose é afrouxar a couraça muscular do caráter — para que o indivíduo possa se expandir, alongar-se e sentir-se livre.

A história da neurose de todos nós esclarece este ponto. Desde pequenos, todas as instâncias pedagógicas atuam sobre nós, *proibindo movimentos e expansão*. Não podemos ir onde queremos, não podemos ficar do jeito que queremos, não podemos fazer o que queremos. A educação é uma imensa sucessão de "não pode" ou "não deve," seguido de caras feias, ameaças e castigos. A cada vez que tentamos nos expandir recebemos uma restrição pedagógica e com o tempo ficamos especialistas em nos encolher. Ou nos tornamos totalmente incapazes de expansão. É levando em conta estes fatos que podemos dizer: a expansão ou o estiramento muscular são um verdadeiro processo antineurótico.

Não é preciso acrescentar que Reich completa perfeitamente as noções de Ida Rolf. Também Reich pretende alinhar as estruturas corporais para que possamos nos expandir mais livremente, em vez de vivermos continuamente "corrigindo" uma má posição com outra má posição.

Este é um ponto que merece parada: já deixamos claro o quanto o sistema motor do homem é versátil. Desde a infância sofremos restrições por forças pedagógicas e emocionais, como vimos no caso de Reich; ou por razões inúmeras de pequenos choques e traumatismos de todo instante, tombos e esforços mal aplicados, que vão produzindo microdilacerações e microcicatrizações ao longo do corpo. Tanto o encolhimento de origem emocional como as deformidades resultantes de choques e impactos, dificilmente chegam a nos paralisar de vez. Mas vão produzindo uma gradual imobilização do corpo, obrigando uma parte a mudar sua posição em relação à outra porque a outra já não faz o movimento que fazia e fica permanentemente torta. Será preciso uma outra parte torta em outro lugar do corpo para equilibrar este conjunto, No final do processo, quando o adulto já está com sua postura desorganizada e acentuadamente encolhido, então se torna quase impossível para ele fazer movimentos com rendimento bom. A própria percepção de si mesmo é torta — se assim podemos dizê-lo. Mas o

BALANÇOS

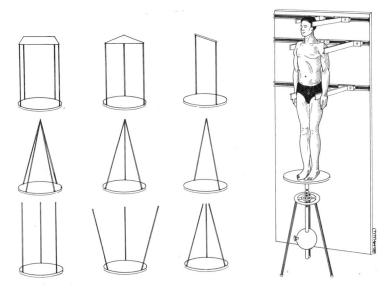

Fig. 40

Os vários tipos se definem pela vista.

Acrescenta-se: além das variedades de forma apontadas, é preciso lembrar a variedade de *alturas* dos balanços. Quanto mais altos, mais lentos.

O lugar onde o balanço é preso, em cima, deverá ter um dispositivo motor capaz de, alternativamente poder:

- Deixar o balanço livre para girar – ou fixo; e um dispositivo de *freada graduada*, para que ele possa girar mais livre ou mais preso.
- Fazer o balanço girar numa e noutra direção, em velocidade variável, desde um giro a cada 15" até um giro por segundo.
- Oscilar numa e noutra direção, em arco de círculo variável, de 10° a 360°, e em período (ritmo) também regulável, nas mesmas velocidades que se dispõe para o giro contínuo.

O problema é fazer a pessoa dominar as posições de desequilíbrio, desde as mais simples até as mais arriscadas, através de uma seriação de balanços que permita dosar rigorosamente *a velocidade* (do desequilíbrio), *as direções* do desequilíbrio, assim como a *variação destas direções*.

Estes dispositivos de aprendizado gozam da propriedade de:

1) funcionar livremente – sob os esforços do atleta apenas;
2) funcionar com freada variável;
3) ser movido por força externa, obrigando o atleta a acomodar-se a estes esforços que o desequilibram.
   Primeiro o desequilibram bem lentamente e em uma só direção; no fim, muito rapidamente e em qualquer direção.

pior é que a pessoa se tem na conta de "direito", porque é assim que ele se percebe sempre — "é meu jeito, ora..." Enfim, e acima de tudo, porque ele se tornou, de um lado, incapaz de expandir-se, e de outro lado é grande nele o medo de desequilibrar-se — porque na verdade ele vive muito fora do prumo...

Quero dizer que se amarrarmos vários elásticos em várias partes do corpo de uma pessoa ela ficará cada vez com mais medo de cair, porque cada movimento que ela faz *não pode ser compensado* por um movimento de outra parte do corpo, que está presa por um elástico. Uma pessoa assim, amarrada com meia dúzia de elásticos, dificilmente se arriscará, por exemplo, a atravessar uma ponte estreita. Mesmo na pequena movimentação exigida pelo dia-a-dia de todos nós, a pessoa mostrará este medo de cair. Com a idade (com a repetição) estes fatos se fazem mais claros. É grande o número de pessoas maduras e velhas que, ao andar, parecem tomar muito cuidado para não cair — andam como se estivessem descendo uma ladeira escorregadia. É claro enfim, que um corpo bem posto e desimpedido tem recurso para fazer força, para resistir e equilibrar-se, que um corpo amarrado jamais terá. E é por isso que será absolutamente essencial desamarrar os atletas e retificar-lhes a postura. Um atleta que não goze de sua liberdade total de movimentos não é um atleta. É uma máquina especializada em fazer sempre a mesma coisa, sempre do mesmo jeito, muitíssimo bem. Quando o atleta é especializado (natação, arremessos), tudo bem. Mas se ele atua em equipes que competem, sua monotonia facilmente será percebida — e sua jogada anulada. Ou ele será útil — mas só naquela jogada, que ele executa muito bem. Não é o caso de Garrincha?.

Por aí se vê, também, que, mesmo com uma organização motora precária, o atleta ainda pode render competitivamente — estropiando-se, porém, cada vez mais — ou estacionando definitivamente num certo nível.

Pretendemos apurar ao máximo a SENSAÇÃO DE EQUILÍBRIO das pessoas. Na verdade, ninguém tem *sensação* de equilíbrio. O que nós temos é *sensação de desequilíbrio*, sempre que nossas posições se inclinam além de certos limites. Não existe *a certeza de estar de pé*. Mas existe sempre *o temor de cair*, o que é sinalizado com precisão pelo Sistema Nervoso, com a sensação de *temor de queda*, de *desequilíbrio brusco*, da perda de pé — ou de chão.

Devido às muitas distorções e tensões crônicas do corpo, que se formam do jeito que dissemos há pouco, *a maioria das pessoas é pouco sensível aos próprios movimentos, porque vive contraída.* A pessoa só é sensível a desequilíbrios mais ou menos bruscos e grandes, porque os menores ela absorve sempre com a sua contração crônica e excessiva. É como um indivíduo que vai atravessar um trecho de rua enlameado e que se enrijece inteiro para não cair. A maioria das pessoas vive assim. E este enrijecimento prejudica seriamente sua sensibilidade motora e sua sensibilidade para o equilíbrio. O que pretendemos, com esta seqüência adicional de exercícios de equilíbrio, é dar de novo, às pessoas, a capacidade de sentir os limites (de queda) das próprias posições.

Um último aspecto de nosso equilíbrio deve ser lembrado.

Todos os nossos grupos musculares podem ser distribuídos em *conjunto de ações opostas,* flexores/extensores, adutores (que trazem para junto do corpo) e abdutores (que levam para longe do corpo), rotadores para dentro/para fora, etc. Estes pares de *opostos* são anatômicos, mecânicos e neurofisiológicos. Quando o protagonista (o principal músculo da ação pretendida) se contrai, o antagonista *se relaxa ativa e gradualmente* com ação de freada muito precisa. Esquematicamente, o protagonista do chute é o quadríceps crural, seus antagonistas são os músculos ílio-tibiais.

Agora, o óbvio: todos os nossos balanços de corpo são *para lá*, ou *ao contrário*. Nós *balançamos* mesmo. Todo desequilíbrio "para lá" desata automaticamente esforços "para cá" — em sentido *contrário* ao da oscilação que nos desequilibrou.

Enfim, se me inclino muito para a frente, uma parte importante do corpo VAI PARA TRÁS — e vice-versa; ou os músculos extensores da coluna se contraem com mais força, "segurando-me" para que eu não caia.

Apesar da graça da declaração, podemos dizer que

NOSSO CORPO É ESSENCIALMENTE UMA ESTRUTURA QUE *BALANÇA* (MAS DE REGRA NÃO CAI...)

Os balanços que usaremos para afinar o equilíbrio dos atletas servem a mais um fim de importância também considerável: a diadococinesia (alternância de movimentos).

O termo — neurológico — caracteriza a capacidade de alternar rapidamente a pronação/supinação do antebraço (movimentos para pôr a palma da mão para baixo e para cima). Mas pode ser generalizado desde que a imensa maioria de nossos movimentos é alternante (pendular), sendo muito importante perceber o momento — é um momento, centésimo ou décimo de segundo — em que um movimento vai se inverter, em que um empurrão vira brecada e uma brecada vira empurrão. Como quando, sobre um balanço, o fazemos balançar com nossos meios. É preciso dar um "empurrão" no momento EXATO e, se quisermos *frear* o movimento, teremos de fazer um esforço *oposto*, igualmente no momento EXATO.*

Como se faz, então, a educação para o equilíbrio? Basicamente, a resposta é simples: balanços.

O problema é oferecer à pessoa uma variedade de situações de equilíbrio difícil, porém *dosável*, isto é: que as oscilações presentes nos vários aparelhos possam sempre ser reguladas na velocidade em que se realizam e nos graus de liberdade que permitem, a fim de que o indivíduo possa se sentir sempre sem medo — ou com pouco medo — em cima dessas superfícies.

Começaremos com superfícies de mobilidade muita lenta e avançaremos passo a passo na medida em que o indivíduo se faz mais ousado. Será preciso também que as oscilações sejam as mais variadas possíveis.

Se deixarmos o indivíduo apenas em cima de balanços atuados por ele mesmo, a probabilidade maior é que ele mova esses balanços de acordo com seus velhos hábitos... Espontaneamente evitará as áreas em que seu equilíbrio é mais periclitante. Por isso, às vezes o indivíduo estará sobre uma plataforma atuada pelas próprias forças, outras vezes ele estará sobre uma plataforma atuada por forças alheias a ele. Inclusive quando ele estiver sobre balanços movidos pela própria força, iremos cobrar dele que faça evoluções as mais variadas, passando assim por todas as posições de limiar de queda que o dispositivo permite. Não vemos interesse em descrever em detalhes todos os tipos de balanços e de superfícies móveis ou flutuantes que podem ser usadas; o problema é dispor de muitas para que não sobrevenha a monotonia, que significa automatização. O automático é insensível. Não queremos atletas insensíveis. Por isso, precisamos oferecer-lhes brinquedos variados para que eles estejam sempre interessados em aprender, em controlar, em dominar e em gozar dos dispositivos experimentais. É brincando que se aprende bem — e não por obriga-

---

* Está estabelecido que a freqüência máxima de alternância motora — ocorra ela onde ocorrer — é de 5 a 7 períodos por segundo. O número tem a ver com a pronúncia das palavras que podemos falar por unidade de tempo, com os movimentos do antebraço — seja de flexão/extensão, seja de pronação/supinação, com fechamento e abertura das pálpebras e outros. Este parece ser um limite absoluto do nosso Sistema Nervoso.

ção cega, imposta à força, nem pela repetição automática interminável.

Os balanços têm todos a propriedade de oscilarem em períodos diferentes em função da altura. Daí poder-se graduar a rapidez do balanço pela altura dos cabos. As pessoas inicialmente balançarão devagar e depois mais depressa.

A segunda maneira de vencer o medo é ir aumentando os graus de liberdade dos aparelhos, na medida em que a pessoa domina cada um deles.

Depois de ter-se balançado sobre uma plataforma suspensa por quatro fios, a pessoa balançará numa suspensa por três fios, depois noutra por dois fios e no limite até em balanço suspenso por um só suporte — o qual poderá se ligar à plataforma de vários modos.

Todo este refinamento da sensibilidade para o equilíbrio tem outra vantagem adicional tão importante quanto a do próprio equilíbrio:

é a partir das SENSAÇÕES DE DESEQUILÍBRIO que se
vai alcançando aos poucos a famosa sensação de eixo e de
centro dos próprios movimentos.

Quem apurar até o limite a sensação de equilíbrio num sem-número de situações, perceberá a qualquer instante que sua organização global de movimentos está errada sempre que, por um pequeno erro de composição do conjunto, for sentida uma rápida oscilação.

Já vimos que todos os nossos movimentos parciais são giratórios e que nosso movimento global também é. Todos os desequilíbrios dinâmicos (em movimento) *se manifestam na forma de um escape tangencial em uma destas curvas que integram nosso movimento.* A maior sensibilidade para o equilíbrio nos permite captar esses escapes no momento preciso e por mais leves que sejam.

Dito de forma positiva: o indivíduo com um alto senso de equilíbrio, organiza todos os seus movimentos com precisão. Vice-versa, se ele não tiver esta sensibilidade, sua organização motora será sempre antieconômica no sentido de que ele está fazendo mais força do que o necessário, e está aplicando esforços de maneira imprópria.

Um dispositivo adicional, que pode ser adaptado à maior parte dos balanços propostos, é uma coluna bastante rígida, independente do balanço, com guias capazes de imobilizar segmentos distintos do corpo. Como se vê na figura 40, o indivíduo está de pé sobre um balanço, porém sua cabeça está firmemente mantida imóvel pelas guias da coluna de apoio. Se depois fixarmos seus ombros, depois seu tronco, depois suas cadeiras, esse indivíduo irá experimentando a organização de todos os seus movimentos e a influência que cada região tem no equilíbrio do conjunto.

Esta divisão em partes tem excelente fundamento porque em fisiologia se aprende que a sensação de equilíbrio — mais exatamente de desequilíbrio — embora originalmente concentrada no ouvido interno, depende na verdade do corpo inteiro e de cada uma de suas partes.

Por exemplo: se destruirmos os labirintos de um animal, se vendarmos seus olhos, se imobilizarmos seu pescoço com um colar de gesso, e se o deitarmos no chão, *ele imediatamente se põe de pé,* embora não tenha nenhuma dica das várias fontes prévias *relativa à sua posição* — deitado. Seu ouvido não lhe diz nada, seus olhos também não e seu pescoço tampouco. No entanto, *a pressão desigual* sobre as duas faces do corpo faz com que *ele se ponha de pé.* Isto quer dizer que ao pôr-se de pé — ao entrar na condição *postural* básica de sua espécie — ele é guiado por *todas* as partes do corpo.

Se pusermos sobre o animal deitado uma tábua com peso igual ao do seu corpo, ele continuará deitado. *As sensações simétricas nas duas metades do corpo* lhe dirão que ele está de pé...

É preciso fazer tudo o que dissemos com o animal, porque *os olhos* nos dão dicas importantes sobre nossa posição, *o ouvido interno* nos dá a nota básica — porém referida essencialmente à posição da cabeça. E a posição relativa da cabeça em relação ao corpo está sempre sendo retratada continuamente *pelo pescoço*: os músculos do pescoço têm uma grande influência na postura — por causa deste fato.

CAPÍTULO X

RESPIRAÇÃO

Os textos de fisiologia, quando estudam as adaptações do corpo ao exercício físico pesado, se referem, em última análise, ao aumento do aporte de oxigênio para os tecidos e ao aumento da eliminação de gás carbônico pelo pulmão.

O coração, em condições de repouso, ejeta 70 cm^3 de sangue por ventrículo, por batimento, e realiza 70 pulsações por minuto; em condições de exercício pesado, pode ejetar 140/150 cm^3 por ventrículo, por batimento, e pode bater 150, 180 ou até 200 vezes por minuto. Portanto, o exercício pode elevar o débito cardíaco de 10 a 45 litros de sangue por minuto (cinco vezes mais).

O pulmão, que em condições habituais ventila praticamente de 6 a 7 litros de ar por minuto, à custa de 14 ou 15 movimentos respiratórios, cada um deles inalando ou exalando 1/2 litro de ar, em condições de exercício pode ventilar 3 litros por movimento respiratório, e realizar 50 ou mais movimentos respiratórios por minuto. Portanto, o exercício pode aumentar a ventilação pulmonar de 7 a 150 litros de ar por minuto (vinte vezes mais).

Os capilares que irrigam os músculos, quando estes começam a trabalhar em função da acidez local que aí se desenvolve, dilatam-se todos, e com isto podemos ganhar uma área capilar *dez vezes maior* do que a que existe no músculo em repouso (dez vezes mais).

O sangue, em condições de repouso, sai do pulmão com 200 cc (redondos) de O_2 por litro, e volta com 150; durante o exercício pesado, pode voltar com apenas 30 ou 40 cc. Portanto, o consumo de O_2, pelos tecidos é três vezes maior.

Considerando agora todo o sistema de transporte gasoso do organismo (pulmão + coração + vasos + sangue), verificamos que sua reserva é igual a 3.000!

Todos os órgãos e sistemas do corpo têm *reserva funcional*, isto é, admitem 3 níveis funcionais, de repouso, de atividade usual e de atividade máxima. Reserva funcional de um órgão é a diferença entre seu funcionamento usual e o funcionamento máximo. Esta reserva, que pode ser medida pelo consumo de oxigênio do órgão considerado, de regra vale de 5 a 10. Podemos por exemplo, viver com apenas metade de *um* pulmão, com apenas 1/2 rim, 1/7 do fígado.

Mas a reserva no sistema de transporte de gases, como vimos, é a recor-

MECÂNICA RESPIRATÓRIA

(O TEXTO DESTAS FIGURAS É MUITO IMPORTANTE E CONTINUA NAS PÁGINAS SEGUINTES).

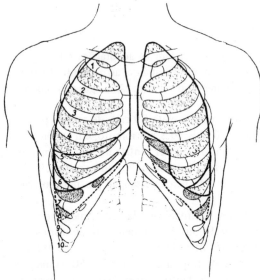

Fig. 41-a-1

A — Projeção dos pulmões nas faces do tórax
41. a-1 — face anterior
41. a-2 — face lateral esquerda
41. a-3 — face posterior
Notar que entre o pulmão e a silhueta do tórax há uma área variável, mas sempre grande. Esta área é preenchida por ossos (costelas/coluna), músculos e pele com sua gordura subcutânea.

41 - B — Caixa torácica com músculos intercostais, músculos das goteiras paravertebrais e os músculos pequenos denteados, superior e inferior (respiratórios). O pulmão ocupa um espaço menor que a caixa torácica.

41-b — *Esquema de ação* de alguns músculos respiratórios (acessórios) visíveis em B e em C.

41-C — Primeira camada de músculos do tronco — os que preenchem a diferença de volume entre o pulmão e a superfície externa do tórax — face posterior.

Notar desde já que a maior parte *dos músculos acessórios da respiração* são *músculos motores* de outros segmentos do corpo, da cintura escapular, da coluna ou do tronco. São músculos de *dupla* função e quando em trabalho ativo (esportes) ou quando em tensão estática (atitude — posição de "sentido!", por exemplo), as duas funções podem interferir positiva ou *negativamente*. De regra, negativamente, porque para respirar é preciso que o volume pulmonar *se expanda;* mas todos os músculos do tronco, quando contraídos, *dificultam a expansão.*

41-D — Primeira camada de músculos do tórax — fa-

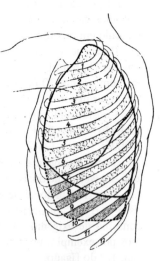

Fig. 41-a-2

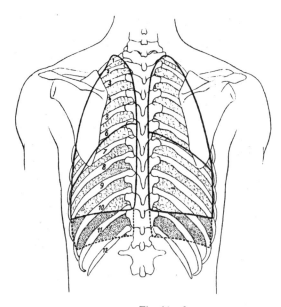

Fig. 41-a-3

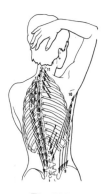

Fig. 41-b

ce anterior — os que preenchem a diferença de volume entre pulmão e superfície externa do tórax.

41-d – *Esquema de ação* destes músculos. Vê-se bem a dupla função dos mesmos — igual ao caso dos músculos posteriores.

O esquema mostra a *ação respiratória* destes músculos. *Basta inverter o sentido das flechas* para obter a *outra* ação destes mesmos músculos.

41-e – Pescoço. Esquema de ação dos esternoclidomastóideos e dos escalenos. Todos atuam

sobre o pescoço — firmando-se sobre o tórax; ou *levantam* a parte mais alta *da caixa torácica* — melhorando a respiração.

41 - F— Metade *anterior* da caixa torácica vista por trás. Vê-se muito bem o músculo triangular do esterno, os intercostais (*entre* as costelas) e, à esquerda, uma pequena parte da abóbada diafragmática. As inserções do diafragma aparecem alternando com as do músculo transverso do abdome como se fosse um traçado de cesta de bambu. São todos músculos *essencialmente* respiratórios (V. i.),

41 - G – Diafragma. Vemos a metade posterior da cavidade abdominal da qual foram retiradas todas as vísceras. Para orientação: no meio, em baixo, a coluna vertebral lombar. O diafragma está sendo visto de frente e de baixo. O diafragma tem cerca de quinhentos centímetros quadrados de superfície. Quando, na respiração, ele desce *um* centímetro, ele faz o pulmão aspirar quinhentos centímetros cúbicos — o ar de que precisamos em condições de repouso (meio litro por respira-

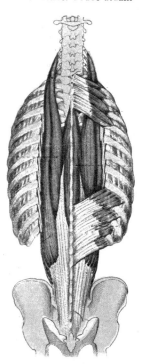

Fig. 41-B

189

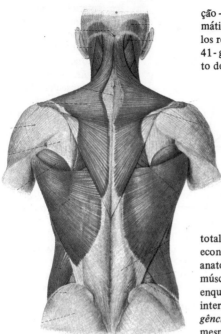

Fig. 41-c

consomem muito oxigênio para trabalhar e sua *posição* não é das mais favoráveis para produzir a *ampliação* do tórax. São muito melhores para esvaziá-lo do que para enchê-lo. Exceção: os escalenos. Com esforço limitado, eles, levantando o plano dos dois primeiros pares de costelas, ajudam a elevar *todas* as costelas – o que ajuda bem a respiração.

Destas reflexões surge sozinha a seguinte hipótese de trabalho.

Se aprendêssemos a respirar o mais e o melhor possível com os músculos *essenciais* da respiração ganharíamos
— Ventilação pul-

Fig. 41-d
Fig. 41-D

ção - *ar corrente*). O diafragma é o mais automático e o mais "inconsciente" dos músculos respiratórios.

41 - g - 1 - Esquema de ação do diafragma, visto de frente.

41 - g - 2 – Idem, de lado.

41 - H – Músculos intercostais *Dentro* da figura: 1 – intercostal externo; 2 – intercostal interno. *G* e *H* mostram os músculos respiratórios que chamo de *essenciais. Praticamente eles só servem para respirar*. Estão muito bem *situados* para exercer esta função. São *lâminas* musculares delgadas de pequeno volume total – portanto, de funcionamento muito econômico (baixo consumo de oxigênio). A anatomia comparada demonstra que eles são músculos respiratórios propriamente ditos, enquanto que todos os demais músculos que intervêm na respiração *só atuam em emergências*. O que é pior: quando atuam, ao mesmo tempo ajudam e atrapalham, como vimos – devido a suas *outras* funções; além disso, são *grandes* músculos que

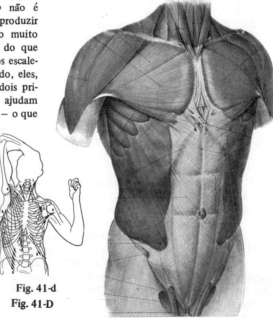

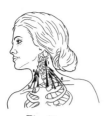

Fig. 41-e

monar suficiente a maior parte do tempo;

— Esforço e consumo de oxigênio mínimos;

— Possibilidades de respirar o suficiente quase que em qualquer posição durante qualquer movimento — *se treinarmos conscientemente.*

Os *outros* movimentos — do pescoço, cintura pélvica (bacia) e escapular (ombros) — poderiam se fazer mais à vontade porque os músculos motores destas partes do corpo serviriam só para isso.

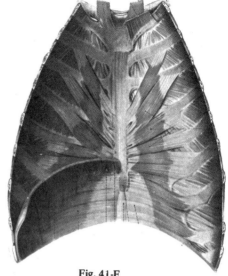

Fig. 41-F

— Estes músculos acessórios, funcionalmente bem *separados* dos essenciais, não interfeririam constantemente *contra* a respiração — como o fazem freqüentemente. Esta ação contra-reduz a capacidade respiratória e pode produzir *angústia* (nervoso, aflição, preocupação, tensão, medo — são palavras mais ou menos sinônimas). A angústia, entre outras coisas, surge deste obstáculo que os músculos acessórios da respiração colocam *contra* a respiração. Eles se "fecham" contra a caixa torácica — em horas de muito esforço ou tensão — como se fossem um forte colete.

Aquilo que eu *estou fazendo* atrapalha a respiração.

— porque "fecha" o tronco — e dificulta a inspiração;

— porque prende minha atenção e com isso *deixo de respirar.*

O ideal seria treinar a reautomatizar o trabalho dos músculos essenciais da respiração.

É o que pretendemos com nossos exercícios.

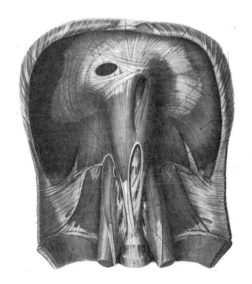

Fig. 41-G

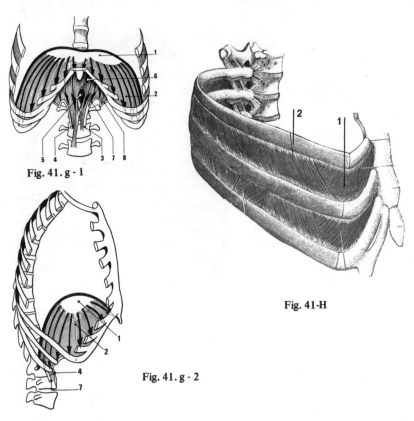

Fig. 41. g - 1

Fig. 41-H

Fig. 41. g - 2

dista absoluta. Podemos, por isso, desenvolver no atleta, de novo, e até níveis insuspeitados, sua aptidão aeróbia — a de estar em ação sem sentir falta de ar. Dos elementos do sistema, a rigor só podemos treinar a respiração. Mas, através dela, podemos alcançar todos os demais.

Estas são algumas das adaptações mais evidentes do corpo ao exercício e todas elas têm um só fim: aumentar a quantidade de oxigênio fornecido aos tecidos, e facilitar a remoção rápida do gás carbônico que se gera em grande quantidade durante este mesmo exercício.

O que significam, então, aquelas duas estranhas palavras, aeróbio e anaeróbio?

Aeróbio é o exercício durante o qual o fornecimento de oxigênio é suficiente. Exercício anaeróbio é aquele que se faz contraindo um "débito" de oxigênio — que será "pago" depois, quando o exercício cessa.

Nos 100 metros rasos, por exemplo, a pessoa pode realizar um esforço considerável *sem respirar nenhuma vez* (são apenas 10 segundos de corrida).

Depois da corrida, durante meia hora ou mais, a pessoa respira *mais* que o normal, até nivelar seu sistema gasoso.

Ninguém consegue por exemplo, fazer 3 vezes seguidas, sem intervalo, cem metros rasos. O débito de O_2 é excessivo e a pessoa pode desmaiar por falta de O_2 cerebral.

Os 400 metros rasos, sabemos, não são feitos em 40 segundos — como seria o caso se a pessoa conseguisse fazê-los na velocidade em que faz os 100. Como aí se passam 50/60 segundos ou mais, não é mais possível fazê-los sem respirar. Mas, mesmo nos 400 metros rasos, a pessoa contrai débito de O_2 e não consegue continuar correndo *nessa* velocidade, digamos, até os 1.000 metros.

Nas maratonas, a passo ou correndo, é que encontramos os exercícios aeróbios: a pessoa *tem que* conseguir o O_2 de que necessita *durante* a corrida — se não pára.

Apesar da evidente importância da respiração, na área da Educação Física do Ocidente quase nada se faz a favor dela, a não ser: respire muito, respire bem, encha bem o peito, esvazie bem o peito e outros reparos semelhantes. E o professor, fazendo-se de modelo, mostra como se deve fazer: estufa bem o peito como se fosse um militar em posição de sentido e mal move o abdome. Esta é a *pior* respiração que se pode fazer — a respiração costal alta. Ela custa muito esforço — porque as estruturas a mobilizar são assaz rígidas. Ela custa muita energia porque os músculos da cintura escapular, que neste caso se contraem, são grandes. Ela rende *pouco* ar — porque a amplitude da expansão alta do tórax é muito limitada quando confrontada com a amplitude da respiração diafragmática. O diafragma tem mais ou menos 500 cm^2 de área e, portanto, puxa meio litro de ar a cada *centímetro* de deslocamento linear. Além disso, ele é leve e bastante automático. Quando se precisa de muito ar o diafragma é a solução.

No Oriente, nas escolas de pensamentos e de prática Ioga, foi proposta uma infinidade de modalidades respiratórias, variando seu ritmo, as pausas, a amplitude, a profundidade.

A hipótese básica da ioga é que o controle respiratório permite ao indivíduo regular e modificar o nível de consciência. Esta hipótese, que para nós ocidentais parece um pouco vaga ou gratuita, encontra nos estudos de fisiologia uma confirmação importante: *as células cerebrais são extremamente sensíveis à falta de oxigênio.*

Se interrompermos bruscamente a circulação cerebral, ao cabo de *6 a 7 segundos* o indivíduo perde a consciência — o que quer dizer que alguns centros nervosos deixaram de funcionar. Quando num avião estratosférico a pressurização da cabine de algum modo falha, o piloto sabe que tem *15 segundos* apenas de consciência, e a primeira coisa que ele tem que fazer é aplicar em si mesmo a máscara de oxigênio. As células do encéfalo têm uma sensibilidade bastante diferentes para o oxigênio, sendo que as mais sensíveis são a do córtex-motor, do córtex visual, do córtex auditivo e do cerebelo — sensíveis a poucos segundos de falta de oxigênio. Já as células nervosas do Sistema Nervoso Autônomo podem resistir a mais de 40 minutos sem oxigênio e ainda continuar vivas.

(É bom separar o tempo que a célula nervosa tem de *função* e o tempo que tem de *vida*. As células nervosas mais sensíveis deixam de funcionar, como dissemos, com apenas 5 ou 6 *segundos* sem oxigênio; mas elas só morrem depois de quatro a cinco *minutos* sem oxigênio.)

Como se vê, respirar muito ou pouco tem uma alta probabilidade de influir sobre o funcionamento do Sistema Nervoso e do cérebro, e portanto, sobre os estados de consciência.

Pergunta: será que, em jogo, o atleta não falha, às vezes, por deficiência na oxigenação cerebral? Um dos primeiros sinais de hipoxia cerebral (baixa de oxigênio circulante no cérebro) é a *incoordenação* motora. O atleta está em movimentação ampla e intensa a maior parte do tempo. Essa movimentação, por si, já absorve muito oxigênio. O tecido muscular, quando ativo, é *o que mais consome oxigênio;* portanto, a hipótese da hipoxia é bem plausível.

No Ocidente, o já citado psicanalista Wilhelm Reich, estudioso dos processos de correlação mente-corpo, chegou a conclusões muito parecidas com as da ioga, porém em sentido contrário.

Ele demonstrou clinicamente o seguinte: o método *espontâneo* que todos descobrimos *para controlar nossas emoções, é inibir nossa respiração.* Isso é aprendido desde cedo, pela criança, sem que ninguém lhe ensine. Quando se exige de uma criança, por exemplo, que ela não chore, o que ela faz é contrair os músculos do peito, da garganta e do rosto — é congelar-se de algum modo. Assim se aumenta o consumo (contraturas musculares) e se reduz o aporte de oxigênio para o organismo (imobilizando o tórax) — impedindo o choro de se desenvolver em toda sua amplitude. As ondas emocionais, sejam elas de choro, de raiva, de medo ou de amor, *envolvem sempre uma considerável liberação de energia (bioquímica) e apreciáveis modificações dos movimentos e do tônus muscular.* Se nas horas de emoção viva controlarmos rigidamente a respiração, de algum modo *sufocamos* a emoção.*

Como se vê, também os ocidentais, sem saber e sem perceber, praticam sua ioga repressiva. Aprendemos a controlar nossas emoções mais ou menos sem querer, enquanto os hindus aprendem a controlar seus estados de espírito mais ou menos por querer.

Toda uma nova área da psicofisiologia vem se desenvolvendo a partir de Reich. Tem o nome de *Bioenergética* e estuda primariamente as relações en-

---

* O Povo sabe disso quando emprega a palavra *sufoco* — sinônimo popular de repressão, de "sou obrigado a me controlar", "tenho que agüentar".

tre a expressão emocional e o nível respiratório. Todas as sessões de bioenergética se iniciam solicitando-se do indivíduo que respire aceleradamente, pré-condição necessária para a liberação emocional.

À custa de reprimir emoções, estruturamos tensões inibidoras no corpo inteiro, que reduzem a respiração ao mínimo necessário.

Todos nós vivemos muito menos do que poderíamos viver – mesmo a nível de consumo de oxigênio.

É claro que não teria muito cabimento viver a vida inteira a 100 por hora, respirando ruidosamene e fortemente o tempo todo. Mas também não tem cabimento viver respirando apenas 1/2 ou 2/3 do que seria razoável ou agradável, condenando-se assim a uma vida supersedentária, de muita imobilidade, a uma vida quase de paralítico rotinizado, como é a vida da maior parte das pessoas civilizadas da cidade grande.

Além deste contexto fisiológico e cultural, convém recordar dois ou três dados importantes sobre a respiração, e que por vezes não recebem nem nos tratados de fisiologia a importância que merecem.

Em fisiologia, sempre se distingue as *funções viscerais* ou *vegetativas*, (sob controle do Sistema Nervoso Autônomo) das funções chamadas *de relação* – sob controle Cérebro-Espinal. A divisão se baseia em vários critérios e é muito útil.

Ninguém duvida de que a respiração é uma função vegetativa. No entanto, ela goza de uma propriedade absolutamente particular: *ela é executada pela musculatura voluntária do corpo – caso único na economia orgânica.* Tanto o coração como o intestino, a vesícula biliar, a bexiga, os rins, o baço, funcionam todos independentemente da vontade, gozam todos de uma motricidade reflexa, própria, da qual não temos consciência habitualmente. Só percebemos o funcionamento orgânico quando ele se desorganiza e aparece como sofrimento – como doença. Mas, em condições normais, não sentimos as próprias vísceras nem nos preocupamos com seu funcionamento.

Com a respiração não é assim. A respiração é feita, a grosso modo, pela musculatura do tórax, a mesma musculatura que a gente usa para fazer ginástica... Todo mundo sabe que é muito fácil parar de respirar um pouco, que é fácil respirar muito forte ou respirar mais fraco pelo menos durante algum tempo. Mas ninguém é capaz de fazer isso com o coração ou com a vesícula, dizendo para a vesícula "contraia-se mais" ou "contraia-se menos", dizendo para o coração "bata mais depressa" ou "bata mais devagar". A respiração, portanto, está na esfera do controle voluntário – insistamos: caso único na economia orgânica. Dado este fato básico, logo ocorre o pensamento: porque não aproveitar *ao máximo* essa propriedade da respiração?

. Não temos meios para fazer com que o *coração* do atleta aumente de freqüência ou aumente o débito. Com a respiração isso é possível.

E o fato é que, se a respiração se intensifica, o aparelho circulatório se

195

altera também e, indiretamente, treinamos o coração/circulação.

As ligações entre respiração e coração são as mais íntimas. Na verdade, pulmão, coração, vasos e sangue formam, no que se refere aos gases respiratórios, um sistema único. A correlação mais clara (e a mais forte) é esta: a inspiração aspira ar para o pulmão e aspira sangue para o tórax – melhorando o enchimento cardíaco.

Seria lamentável perder esta oportunidade de treinar ao máximo esta função vital que é a alma da resistência (fôlego) do atleta.

Além disso, o pulmão dificilmente poderia ser chamado de órgão no sentido funcional da palavra. As células próprias do pulmão, o epitélio achatadíssimo que reveste os alvéolos pulmonares, *não faz nada* na respiração. Os gases respiratórios *passam* por estas células, que funcionam como *membranas*, exclusivamente em função da concentração relativa destes gases, de um lado e do outro da membrana. Como no interior do alvéolo há mais oxigênio do que nos capilares sanguíneos, este passa para o sangue; e como no sangue há mais gás carbônico do que nos alvéolos pulmonares, o gás carbônico passa para os alvéolos. Mas a célula pulmonar não faz absolutamente nada. Já nos rins, ou no fígado, suas células tomam parte muito ativa nas funções do órgão, trabalhando materiais bioquimicamente, filtrando seletivamente, produzindo substâncias que alteram a composição de outras, etc.

O pulmão é um órgão cuja função única é ser um vazio – para que o ar possa enchê-lo.

O problema da umidade é absolutamente crítico para os seres vivos; os tecidos vivos dificilmente sobrevivem à desidratação acentuada – ao dessecamento. Nossa árvore pulmonar poderia estar inteiramente *para fora* do corpo, não fosse sua fragilidade e não fosse a secura correspondente, que anularia instantaneamente sua função. O corpo precisou então desenvolver uma enorme árvore inteiramente oca, porém *para dentro do corpo*, a fim, não de armazenar, mas de trazer o ar para dentro sem perda de umidade, sem ressecamento.

Vale a pena apontar um dado básico: cálculos variados relativos à superfície útil do pulmão indicam 80-100 METROS quadrados como estimativa razoável. O pulmão é uma árvore com galhos, galhos menores, raminhos, cada um deles terminando tal como um cacho de uvas. *Porém tudo rigorosamente oco* – e esta é a função do pulmão: ser um vazio onde se pode ter o ar de fora em condições aproveitáveis para o organismo.

Esta grande árvore está *dentro de um fole* que é o tronco. *São os movimentos do tronco que acionam o fole, fazendo o ar entrar e sair repetida e interminavelmente, renovando o ar continuamente.*

Um último aspecto da respiração deve ser assinalado. Temos no corpo *reservas* de água, proteínas, vitaminas, açúcares, gorduras, ferro, cálcio, etc. Mas não há no corpo reserva de *oxigênio*. Com todo o oxigênio que há no pulmão, mais o que circula no sangue, podemos viver no máximo 5 minutos. A respiração é *sempre urgentemente necessária*. Se há ameaça de falta de ar, sabemos o quanto a sensação é ruim. Hoje se crê que a *angústia* depende fortemente da respiração. Toda a angústia envolve uma inibição respiratória — alguma espécie de falta de ar.

Que teríamos a fazer com os atletas na área da respiração?

Teríamos que *desenvolver em alto grau sua sensibilidade para a própria respiração*, seja para os movimentos respiratórios (nas várias áreas em que eles se realizam), como alta sensibilidade para sensações de falta de ar, falta de respiração, falta de fôlego.

O atleta deveria ser tão sensível nesta área que lhe seria dado, inclusive, a capacidade de antecipar a falta. Digamos assim: terminada uma corrida ou uma jogada, o atleta com freqüência fica parado vários segundos, vendo o jogo desenrolar-se em outra área do campo. Nesta hora seria importante se ele se habituasse a hiperventilar-se continuamente, a respirar forte e fundo o tempo inteiro. Com isso estaria se preparando para a corrida seguinte, que poderia se realizar sem falta de ar. Este é apenas um exemplo, e de certo modo tosco, do que pretendemos.

Convém lembrar que, no fim de uma corrida de campo inteiro, o atleta pode estar com tal deficiência de oxigênio que seus controles motores mais finos, cerebrais e cerebelares, começam a perder precisão pela falta de oxigênio. Fatos desta ordem explicam o desespero de todo torcedor: a grande corrida da "fera" que chega até a porta do gol e depois chuta cinco metros — *fora*.

Pergunta-se se existe uma variedade suficiente de exercícios e se eles são necessários. Existem e são. Basmajian, um dos papas da eletromiografia, cujo livro (vide bibliografia) é um resumo, até a época atual, de quase tudo o que se fez nesta área até hoje no mundo todo, depois de estudar os músculos respiratórios, conclui mais ou menos melancolicamente, que ainda não sabemos como é que respiramos. Como todo cientista de boa qualidade, ele vive fanaticamente em busca de uma *média estatística* — porque os casos individuais não são aceitos em ciência. Ele se obriga então a forjar um esquema respiratório onde ele não existe. A observação clínica cuidadosa de grande número de pessoas, em várias situações, *demonstra que as pessoas têm maneiras muito variadas de respirar*, não só em amplitude e em ritmo, como também *na forma* de respirar.

Na verdade, todos os músculos do tronco e inclusive a

RESPIRÔMETRO SIMPLES

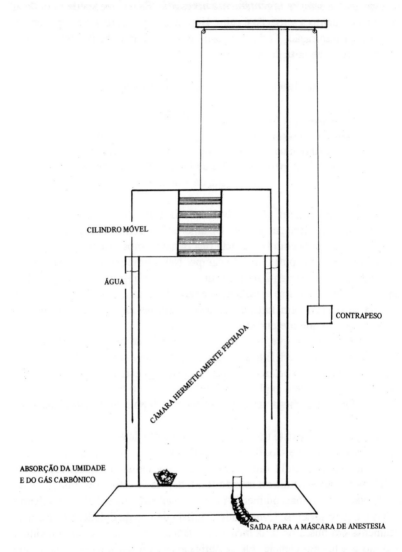

Fig. 42

O aparelho é constituído de três cilindros concêntricos, com vinte e dois, vinte e um e vinte centímetros de diâmetro respectivamente. O maior e o menor, abertos de 1 lado, são ambos *fixados* à base, um dentro do outro. A base fecha a ambos embaixo. No espaço anular *entre* eles vai água (ou óleo fino). O outro cilindro, com uma das bases fechada e a outra aberta, vai emborcado *sobre* e *entre* os dois outros, deslizando livremente entre eles. Os cilindros têm trinta e cinco centímetros de altura. As dimensões foram calculadas para que uma pessoa pudesse respirar cinco a seis minutos em circuito gasoso fechado – duração de um período de exercício respiratório. Depois basta fazer o cilindro móvel sair do seu encaixe e repô-lo no lugar e pode-se recomeçar.

Dentro da câmara vai um prato com cal (Hidróxido de Cálcio) – capaz de absorver o bióxido de carbono (CO_2 – gás carbônico) e o vapor d'água (o ar que sai do pulmão esta sempre saturado de vapor d'água).

Um tubo de dois centímetros de diâmetro e de mais ou menos vinte centímetros de comprimento, sai da câmara por baixo e termina em uma máscara de anestesia (de borracha).

Uma coluna com forma de T, integrada ao aparelho, suporta duas roldanas pelas quais passam um fio fino, que termina no centro do cilindro central e, no outro extremo, em um suporte de pesos.

Normalmente o contrapeso terá o peso do cilindro central. Mas haverá uma caixa de pesos variados que serão postos ora no gancho, ora sobre o cilindro central. Desse modo se consegue ora fazer com que o cilindro *aspire* o ar do pulmão (pondo um peso apreciável no gancho), ora *comprima* o ar do pulmão (pondo um peso apreciável sobre o cilindro). Isso equivale a respirar com pressão positiva ou negativa. Esta caixa de pesos deverá ir de cinqüenta gramas a cinco quilos – de cinqüenta em cinqüenta gramas.

No cilindro móvel estará pintada uma escala de *centímetros* – melhor que seja de tiras coloridas: um centímetro = faixa branca, um centímetro = faixa vermelha, um centímetro = faixa branca, etc. Cada *centímetro* do cilindro móvel corresponde a cerca de trezentos e quarenta e cinco centímetros cúbicos; três centímetros valem praticamente um litro. Logo, trinta centímetros de altura do cilindro valem *dez litros* de ar, dos quais vinte por cento são oxigênio: dois litros. Como nós consumimos, em repouso, duzentos e cinqüenta centímetros cúbicos de oxigênio por minuto, o cilindro basta para oito minutos.

O *material* pode ser alumínio em folha fina ou um plástico laminado flexível e transparente.

O cilindro emborcado e deslizante entre os outros dois, com líquido entre eles, forma uma câmara hermeticamente fechada, que o atleta encherá e esvaziará com a própria respiração.

Todo exercício deve começar com o cilindro móvel bem alto porque aos poucos ele vai se esvaziando – na medida em que o oxigênio vai se consumindo.

Pode-se objetar que, em função do consumo de oxigênio, as medidas de volume vão se alterando constantemente durante o exercício. A objeção é verdadeira e compensar esta diferença pode ser trabalhoso e dispendioso. Como a diferença é praticamente constante com relação ao tempo – e é pequena –, cremos que a finalidade primária do exercício não fica prejudicada por esse fato.

Supondo que a pessoa respire quinze vezes por minuto, cada *minuto* de exercício envolve uma redução de volume de duzentos e cinqüenta centímetros cúbicos ou dezessete centímetros cúbicos para cada respiração (que é o consumo basal de oxigênio). Como *um centímetro* do cilindro contém trezentos e quarenta e cinco centímetros cúbicos de ar, a diferença não chega a cinco por cento. Diferenças maiores do que esta podem se fazer por simples diferença de temperatura entre a atmosfera, o ar do cilindro e o ar do pulmão.

Como alternativa para este aparelho, pode-se pensar em uma ventoinha muito leve, com eixo de giro coincidente com o eixo de um cilindro de dimensões um pouco maiores que as da ventoinha.

Um conta-giro indicará a velocidade do fluxo (que é proporcional ao volume).

Um aparelho não exclui o outro.

maior parte dos músculos das raízes dos membros, de um modo ou de outro, intervêm na respiração, seja FACILI-TANDO-A, seja DIFICULTANDO-A.

Quando o corpo se contrai inteiro num esforço intenso, a respiração se faz impossível. Mesmo que o esforço intenso não se faça no tronco inteiro, mas apenas ao longo de algumas linhas bem determinadas, mesmo assim a respiração fica seriamente prejudicada.

É preciso lembrar que a respiração é essencialmente um *movimento de expansão* do tórax-abdome. Tudo o que amarra, tudo o que aperta, tudo o que dificulta essa expansão, se traduz como deficiência respiratória de alguma espécie.

Além deste fato, de praticamente todos os músculos do tronco e das raízes dos membros influírem na respiração, acontece o seguinte — nas situações esportivas: braços e pernas se movem muito ativamente, e os grandes músculos em leque, que fixam o braço no tronco e as coxas no tronco, se contraem com muita versatilidade, mas estão a maior parte do tempo em ação — ou em reação. Com isso, as probabilidades de dificultar a respiração são muito grandes durante a prática de qualquer esporte.

Há lugar, portanto, para que o atleta ganhe uma alta e fina consciência respiratória, não só para respirar nos momentos em que dá tempo, como para aprender a respirar o tempo inteiro, mesmo que as condições sejam precárias.

Vamos dar um exemplo: se eu me sentar no chão, pernas estendidas para a frente e se eu inclinar o tronco de 30° para trás, a respiração se faz difícil porque os músculos abdominais, contraídos para não me deixarem cair para trás, não deixam o abdome se expandir para a frente, como ele teria que fazer durante a inspiração. Mas se eu me detiver nesta posição e a estudar com cuidado, posso achar maneiras de respirar bastante, mesmo com o abdome de algum modo paralizado. Poderei, por exemplo, acentuar muito a respiração lateral e a respiração peitoral alta. De regra, estas áreas respiratórias não têm grande amplitude e, portanto, são de rendimento limitado. Mas, bem trabalhadas, podem suprir as deficiências das excursões diafragmáticas (foi o diafragma que ficou impedido de funcionar na posição que descrevemos).

Se brincarmos um pouco de estátua, assumindo posições que os jogadores de futebol assumem durante o jogo — e que vemos nas fotografias dos jornais esportivos — será fácil perceber que na maioria das *posições* atléticas, a respiração tem dificuldade de se realizar plena ou amplamente.

Uma consulta cuidadosa às figuras do início do capítulo acrescentará detalhes à descrição sumária que fizemos.

Que fique estabelecido, portanto, que aprender a respirar não é um luxo, não pode ser feito de uma maneira simplória e pode ser muito útil para o atleta.

Como faremos para ampliar sua sensibilidade e seu controle respiratório?

Aqui de novo é interessante dispor de uma boa variedade de métodos a fim de evitar a fadiga e o automatismo.

Vejamos algumas das variedades de exercícios respiratórios. A mais fundamental baseia-se no biofeedback previamente estudado. Neste caso teremos que fazer algumas adaptações para aplicar aqueles princípios à respiração. Faremos um respirômetro (ver fig. 42) bastante leve. Ele é construído de tal maneira, que pode não só flutuar livremente retratando a respiração com bastante precisão, como podem ser postos pesos sobre o tambor, ou pesos no fio do contrapeso, conseguindo-se assim *variações na pressão do ar inalado ou exalado*. Usando o aparelho com um metrônomo, poderemos fazer exercícios com variações de tempo.

O atleta, sentado, de máscara instalada no rosto, tubo ligado ao respirômetro, primeiro brinca um pouco para se familiarizar com a situação. Em seguida o instrutor lhe dirá: "agora você faça este cilindro subir três divisões, baixar três divisões, subir três divisões, baixar três divisões. Agore feche os olhos. Repita. Verifique." Na medida em que o atleta se mostrar capaz de reproduzir *de olhos fechados* seu desempenho *de olhos abertos*, passaremos ao exercício seguinte, fazendo variar primeiro *o número de divisões para mais ou para menos*, fazendo variar depois *os ritmos* deste enchimento pulmonar, fazendo variar depois *o peso* sobre a campânula (o que dificulta o trabalho), fazendo variar enfim *os pesos na área do contrapeso*, aliviando a pressão, o que oferece novas oportunidades de sentir esta respiração.

Este seria o exercício básico, capaz de exaltar consideravelmente a sensibilidade do atleta para as variadas *sensações* que os muitos esforços respiratórios podem produzir. Este mesmo exercício deve ser realizado também *em posições de corpo diferentes*, para que o atleta sinta as diferenças de esforços, conforme a posição de corpo.

Os exercícios de Feldenkrais e muitos exercícios de ioga, todos eles especificamente ligados à respiração, são todos úteis e serão feitos na medida do necessário, para se conseguir a tal variação interessante de exercícios. Nenhum deles tem um valor especial, transcendente ou místico. *Mas todos eles juntos podem tornar o indivíduo muito sensível à própria respiração.*

Nossa respiração é nosso hábito mais antigo; começou nos primeiros instantes em que chegamos a este mundo e só cessará uns poucos instantes antes de deixarmos este mundo. Por ser um automatismo tão profundo e tão velho, *é muito difícil ganhar consciência da respiração.*

É por isso que muitos autores da área da psicologia acreditam hoje, que a sensação de angústia é essencialmente uma sensação de inibição respiratória — mas a pessoa não percebe que está respirando insuficientemente. Ele acha que parou de respirar porque estava com angústia mas na verdade ele ficou com angústia porque parou de respirar — sem perceber.

De extrema utilidade no aprendizado respiratório é o uso de sons — o que os hindus também sabiam. Os famosos "mantrans," sons repetidos numerosas vezes — *são o melhor e o mais preciso dos exercícios respiratórios.*

Pelo seguinte: *o som que emitimos é um retrato perfeito do esforço que fazemos para emiti-lo* — do esforço que fazemos para expelir o ar — para expirar. Se soubermos manter uma nota contínua no som, isso quer dizer que estamos fazendo um movimento respiratório extremamente regular. Se fazemos o som subir ou descer, estaremos ou comprimindo ou expandindo o pulmão, ou então estreitando ou alargando as cordas vocais. De qualquer modo, a emissão de sons e a audição dos mesmos forma um ciclo de feedback perfeito para o aprendizado da respiração.

Os atletas serão convidados a fazer muitas vezes estes exercícios. É melhor que não sejam palavras e é melhor que não haja música conhecida. (Nestes casos o indivíduo estaria mais presente ao sentido das palavras ou à música do que à respiração.) Por isso é melhor o uso de som sem sentido.

Instrumentos de sopro, como harmônicas (de boca) gaitas, flautas e ocarinas, também são excelentes brinquedos que podem ensinar a respirar. Convém ainda dar lições bem ilustradas sobre respiração, com exibição de slides ou de modelos anatômicos *logo seguidas da percepção destes mesmos modelos no próprio corpo.* Assim se auxilia o atleta a ir estabelecendo a identidade cada vez mais estreita entre o que ele sente em si (imagem corporal) e as dimensões e movimentos reais do seu corpo — que se realizam no tórax e no abdome.

Acreditamos que os atletas finalmente conscientes da respiração, farão não só antecipações de boa qualidade, como estarão continuamente respirando, mesmo nos momentos mais críticos, conservando assim energias e afastando permanentemente a fadiga.

CAPÍTULO XI

CRONOGRAMA

É bem provável que os leitores mais atentos a esta altura tenham se perguntado: muito bem, digamos que tudo isto seja ótimo, mas todos esses exercícios exigirão um tempo enorme, talvez fora do exeqüível. Não é assim. Já nos demos ao trabalho de tabelar e cronometrar a maior parte destas atividades, e todas elas poderão ser feitas, e bem feitas, *ao longo de um ano, trabalhando o atleta nestes exercícios especiais três vezes por semana, cerca de duas horas por dia.*

É claro que alguns deles podem ser realizados a vida inteira, e nunca chegarão ao fim. Outros, porém, são realizados em pouco tempo, como o Rolfing, por exemplo.

Está suposto, em toda a proposta de pesquisa, que os atletas trabalharão exclusivamente no projeto e não terão nenhuma outra atividade além desta.

É preciso lembrar também o que já dissemos: que nossos exercícios de forma alguma são *todos* os exercícios que o atleta fará. Além dos exercícios aqui propostos, o atleta ainda fará uma parte apreciável de exercícios para resistência e aumento de força muscular, assim como, é claro, numerosos ensaios em campo, em ação.

Uma objeção próxima poderia ser a seguinte: mas atletas tão trabalhados ficariam cansados demais. Nesta área temos experiência pessoal com muita gente, e podemos afirmar incisivamente: esses exercícios são muito mais repousantes do que cansativos. Todo o trabalho é lento e leve — para *perceber* como se faz, e não para *fazer* — de acordo com um modelo. Quase todos eles valem por uma *meditação* motora — e por um descanso.

Uma outra objeção seria esta: mas será que toda essa exercitação em câmara lenta vai ter alguma utilidade quando o atleta se puser em ação? Na certa não se vai jogar futebol em câmara lenta... A maioria dos exercícios aqui propostos *inicialmente* serão realizados devagar, *enquanto se faz a montagem cuidadosa da coordenação muscular precisa.* Mas, à medida que o resultado vai melhorando, vamos acelerando o exercício, até fazê-lo em velocidade de jogo e possivelmente até em velocidade maior. Claro que esta declaração se aplica só a uns tantos exercícios e não a outros.

Estes exercícios serão feitos de modo variado no dia-a-dia, tentando-se sempre evitar o aborrecimento e a automatização. Raramente qualquer um deles durará mais do que dez minutos, sendo substituído logo por outro, de outra espécie.

Além disso, como tivemos o cuidado de assinalar, disporemos de um equipamento bastante versátil e de uma boa variedade de cada classe de exercícios, o que permite ao atleta manter-se sempre interessado, numa espécie de espírito de brinquedo e de competição positiva, sempre visando realizações mais precisas, mais exatas, mais rápidas.

Consideramos essencial o cultivo de espírito de brinquedo na equipe em treinamento. A criança, que não serve para nada, serve para tudo. O adulto, que é um bom especialista, serve só para aquilo e para mais nada. Em relação à versatilidade da criança (e dos animais), o adulto é de uma monotonia motora de todo comparável às máquinas que fabricou. A imensa maioria das pessoas só realiza um pequeno conjunto de movimentos, aqueles que servem e que cabem em sua vida – e mais nada – a não ser ficar sentado trabalhando com os olhos e com os movimentos subliminares, no trabalho e diante do aparelho de televisão.

Quanto a uma apreciação do tempo do experimento, temos para nós que, uma vez iniciado o treinamento dos atletas, *ao cabo de dois ou três meses será perfeitamente claro o resultado dos exercícios*. Não quero dizer que em três meses os atletas estarão prontos. Quero dizer que em três meses um exame cuidadoso da sua movimentação mostrará diferenças importantes. Se isto não acontecer em três meses, tenho para mim que todo o projeto deve ser abandonado por inútil.

Queremos deixar bem claro que estamos propondo uma experiência científica: ela tem alto grau de probabilidade de sucesso, seus fundamentos fisiológicos são os melhores, tudo o que se sabe a respeito de movimento nos diz que ela deverá dar alguns resultados. Mas como se trata de uma experiência com um grupo de pessoas, com um número grande de exercícios feitos longamente, podemos sempre nos enganar ou obter resultados talvez interessantes, mas não na direção de uma vitória ou de um time invencível. Poderemos conseguir, por exemplo, um time de alto potencial de exibição – algo assim como os Globe-Troters na área de bola-ao-cesto.

A melhor esperança que pessoalmente temos, nos exercícios propostos, é que eles permitirão aos atletas alcançar duas coisas importantes.

Primeiro, realizarão seu potencial num prazo relativamente curto. Creio que com um ano de exercitação sistemática, o indivíduo terá avançado na maturação motora mais do que em dez anos de treinamento usual – ao acaso.

Segundo, cremos que o atleta manterá em campo um nível alto de rendimento *a maior parte do tempo*. Dito de outro modo, reduzir-se-á muito a flutuação do rendimento dos atletas, que é um dos problemas cruciais no futebol. Sabemos que mesmo Pelé, com todo seu gênio, não realizava mais do que uns poucos minutos excepcionais durante os 90 minutos de uma partida. Cremos que um indivíduo bem treinado com nossos exercícios, poderá apresentar excelente desempenho durante metade ou mais do tempo de jogo.

CAPÍTULO XII

AVANÇANDO UM POUCO MAIS

Pesamos 70 kg e mesmo o conjunto braço-antebraço-mão, que é relativamente pequeno, pesa 4 ou 5 kg — conforme a pessoa. Isto quer dizer que *nossos músculos estão trabalhando massas relativamente poderosas, quando confrontadas com a delicadeza potencial de nossa sensibilidade motora e de nossa capacidade fina de movimento.* Lembrando a leveza de toque de um pianista ou de um violinista — ou de alguém que acaricia! — e confrontando-a com o peso do braço, dá para ver que uma coisa é MUITAS CENTENAS de vezes mais pesada do que a outra. No caso do pianista, aceitando-se que a unidade motora em contração fásica desenvolva 2 gramas de esforço, teremos 4.000 g (peso do braço todo) dividido por 2 g, que nos dá 2.000. Isto é, o esforço *mínimo* do pianista é de 2 g e o máximo, SÓ NO QUE SE REFERE AO *PESO* do braço, é 2.000 vezes MAIOR.

Vimos que, em geral, podemos fazer com nossos músculos esforços iguais a poucas gramas e, no extremo oposto, podemos exercer trações e tensões de centenas de quilogramas (quando muitos músculos se contraem com força ao mesmo tempo.)*

Além disso, *a gravidade atua constantemente sobre nós,* dia e noite, qualquer que seja nossa posição, o que quer que estejamos fazendo. Mesmo que eu me mova deitado, tenho que levantar o peso do braço ou da perna para mobilizá-los. Quando não os levanto do chão, então tenho que vencer o atrito, de regra apreciável, porque ele também é proporcional ao peso.

Além do mais, o deslizamento de partes do corpo sobre o chão altera consideravelmente as sensações que se tem, provenientes da parte do corpo que está sendo movida. A propriocepção fica "borrada" por causa disso.

> *Seria extremamente útil se se pudesse conseguir um meio de fazer com que as pessoas se movessem sem ter de lidar com o próprio peso. Então, e só então, conseguir-se-ia chegar às sensações e ao controle mais fino dos próprios movimentos.*

---

* Se *todos* os músculos de nosso corpo fossem ligados *a um só* cabo de aço e se contraíssem todos ao mesmo tempo com força total, poderiam levantar de 5 a 10 TONELADAS.

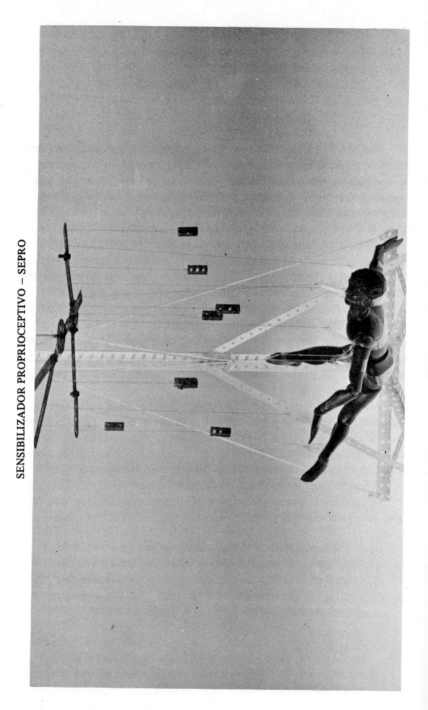

SENSIBILIZADOR PROPRIOCEPTIVO – SEPRO

Fig. 43

O boneco de metal (bem no alto) deverá gozar das seguintes propriedades (que *não* estão na figura):

Ele é, rigorosamente, e em todos os instantes, *a projeção horizontal do homem*. Se o braço da pessoa que estiver "deitada" no ar, subir e descer, o membro metálico não se moverá. Mas mover-se-á no momento em que entre em ação alguma força *horizontal*.

Para tanto, os suportes das roldanas dos contrapesos devem ser montados sobre carrinhos para poderem deslizar levemente. Todas as juntas do boneco permitem movimento apenas em um plano – o horizontal. Este movimento também deve ser muito leve.

A corda que suspende a bacia é fixa nas duas extremidades, isto é, goza apenas do movimento de balanço – pêndulo de comprimento constante. Todas as demais correm sem resistência pelas roldanas sempre que um movimento vertical é feito. Os contrapesos serão variáveis de pessoa a pessoa. Serão inicialmente determinados por tabelas que dão o peso relativo de cada parte do corpo. Depois que a pessoa se sensibiliza bastante, creio que ela mesmo dirá com precisão o peso necessário. Inclusive a *sensação* de pesos desiguais – quando os pesos *são* iguais – indica sempre assimetria de comportamento motor. Creio que, idealmente, seria bom igualar estas assimetrias para que os giros do corpo fossem giros de fato – na horizontal; e não em espiral, como são quase sempre – espiral dinâmica –, e que tendem a fazer a pessoa diminuir o peso sobre um dos lados, a diminuir (perder) o contato com o chão.

Com o tempo, é possível que os atletas aprendam a se "equilibrar" no aparelho, mesmo que suspensos apenas por um ombro, ou pela cabeça, quem sabe por uma coxa.

O aparelho terá muito mais funções se todos os pesos terminarem em um só painel, que mostre sua posição em relação aos outros.

Se os pesos não puderem ir, achar-se-á outro sistema de sinais *destinados a mostrar para o atleta a posição relativa de seus membros a qualquer momento*.

Assim, com os olhos abertos, e depois fechados, temos outro excelente feedback da movimentação global das *relações* entre os movimentos dos vários membros e segmentos do corpo.

Então *e só então* conseguir-se-ia chegar às sensações e ao controle mais fino dos próprios movimentos.

A gravidade, atuante desde que nascemos, é tão ou mais inconsciente que a respiração. Não conseguimos sequer imaginar como seriam os movimentos *sem* a gravidade, como o peixe na certa não sabe o que significa "falta de água".

Todos os exercícios que propusemos até aqui — principalmente a série postural — ainda se ressentem deste inconveniente.

Não podemos experimentar nosso corpo fora da ação da gravidade e esta ação é, de certo modo, esmagadora, maciça, muita intensa.

Imagino pelo menos duas maneiras pelas quais se pode conseguir anular a sensação e o esforço de carregar e equilibrar o próprio peso, sem sair da Terra. (É claro que não podemos fretar um foguete espacial para que um time de futebol brasileiro possa chegar ao espaço e lá treinar em gravidade zero — sem peso!). Não podemos, mas é uma pena. Pessoas que se experimentassem com cuidado em condições de gravidade zero, poderiam reorganizar seus movimentos de um modo surpreendente.

Do que se pode fazer, penso primeiro em *suspensão na água* e depois num certo aparelho, relativamente simples, que tenho imaginado há algum tempo e que denominei *Sensibilizador Proprioceptivo.*

A água é quase perfeita para nosso fim, porque nela nosso peso — enquanto esforço e sensação — fica anulado. Nossa densidade é praticamente igual a um, igual à da água. O empuxo de Arquimedes *é igual* ao do nosso peso e de sentido contrário (vertical e para cima).

Sabemos que na água podemos nos mover com muita precisão e suavidade, sem sentir nosso peso e principalmente sem nos preocuparmos com nosso equilíbrio.

Aliás, o segundo fator poderoso que nos impede uma experiência fina e profunda sobre nossos movimentos, é a manutenção do equilíbrio — indistinguível da sensação de peso, mas acrescentando a esta sensação algumas qualidades importantes. Equilibrar-se é carregar um peso de *um certo modo* muito bem determinado e com tolerâncias mínimas.

A água é perfeita, porém ela cria condições muito diferentes do usual, com extensa estimulação cutânea, com a resistência que ela opõe (viscosidade) aos movimentos, e com a dificuldade de respirar que existe sempre quando estamos na água. Esses inconvenientes podem ser atenuados — principalmente os respiratórios — à custa de respiradores automáticos que hoje existem. A questão seria resolvida por uma combinação do equipamento de mergulho (cilindros de ar comprimido presos às costas) com o respirador automático que se usa para iniciar a respiração no recém-nascido quando ele tem dificuldades respiratórias.

A máquina periodicamente infla e desinfla o pulmão.

A água deverá idealmente estar na temperatura de aproximadamente 29° ou 30°, chamada de "ótimo fisiológico". É a temperatura da água em relação à qual o corpo não perde nem ganha calor. A esta temperatura podemos alcançar um grau máximo de relaxamento.

Como a gravidade atua sobre nós desde que nascemos, ela se faz parte integrante e axial de TODOS os nossos movimentos e posições. Se permanecêssemos submersos em água durante algumas horas, *teríamos a oportunidade de anular, durante algum tempo, todos os nossos condicionamentos motores.* Seria como retirar o poste central do circo...

O sensibilizador proprioceptivo é um dispositivo que oferece *um contrapeso de peso igual a cada parte do corpo.* Por isso, os movimentos que fazemos no aparelho se passam como se a gravidade não estivesse atuando sobre nós.

Trata-se de construir um boneco esquemático com esquadrias metálicas, com um "tronco", duas "pernas" articuladas no tronco, dois "braços" articulados no ombro e no cotovelo, e uma peça para a "cabeça", articulada com o tronco. Desta armação, suspensa a 3 m de altura mais ou menos, descem onze cordéis, na extremidade dos quais encontramos uma faixa de pano, larga e macia, na qual serão introduzidos os antebraços, os braços, as pernas, as coxas, a bacia, os ombros e a cabeça — uma faixa para cada parte do corpo, um cordel para cada parte do corpo.

O cordel que parte da faixa — que abraça e sustenta uma parte do corpo — sobe *verticalmente* até o boneco preso no teto, lá passa por uma roldana e desce uns tantos centímetros terminando em um peso. Este peso será experimentalmente determinado para cada pessoa que use o aparelho e deverá anular, tão precisamente quanto possível, o peso da parte do corpo suspensa pela faixa de pano.

Nestas condições, poderemos fazer qualquer movimento quase sem sentir o próprio peso. E ao contrário, aumentando os contrapesos, poderemos permitir à pessoa que sinta todas as *gradações de esforços* que vão do mínimo ao peso normal.

Acredito que um dispositivo desta ordem, ainda que de construção um pouco delicada, seria de valor inestimável para o atleta sentir-se sem peso, isto é, para o atleta poder sentir toda a finura e a precisão dos impulsos motores que movem o corpo.

No aparelho descrito, basta a mais ligeira intenção de movimento e ele já ocorre porque não encontra a força maciça da gravidade a dificultá-lo ou a impedi-lo.

A vantagem deste aparelho é que ele exclui as sensações que a água produz na pele e as dificuldades respiratórias. Além disso, ele permite experimentar os movimentos *do corpo todo e de cada uma de suas partes*, praticamente sem atrito e sem gravidade. Ele permite experimentar estas variáveis em qualquer velocidade.

Seria difícil imaginar um equipamento mais adequado para as experiências de movimentação do próprio corpo. Nele seria possível realizar um número considerável de exercícios que eu chamaria de sintéticos em relação a quase todos os demais que propusemos neste livro, que seriam analíticos. São analíticos porque sempre isolam apenas um fator, porque escolhem um movimento, porque treinam uma parte por vez. No sensibilizador proprioceptivo, o indivíduo pode retomar a sensação de unidade motora *e estudar com todo o vagar, como se dispõem as várias partes do corpo para cada movimento global que fazemos.*

O sensibilizador nos permite sentir separadamente nosso *peso* e nossa *força*. O peso será sentido *no contato* das várias partes do corpo com as faixas correspondentes. A *força*, em qualquer movimento que façamos.

É possível que, estudando com detalhes o aparelho, se chegue até a permitir que o atleta se sinta no ar, porém de pé, o que seria o ideal — porque é assim que ele vai trabalhar realmente. Mas já as experiências próximas do plano horizontal seriam bastante valiosas.

Outro dispositivo que poderia ser usado, destinar-se-ia a apurar até o limite, a sensação de empurrão, de sacudida ou de puxão dado ao próprio corpo. Vimos no capítulo sobre coordenação motora, que nossos músculos trabalham todos puxando e/ou empurrando, acelerando ou freando partes do corpo. É claro que todo puxão brusco exige uma brecada brusca logo depois. É claro que todo puxão brusco é pior e menos controlável do que uma saída macia e precisa. Em todas as teorias sobre movimento, o movimento brusco, o choque brusco, as sacudidas e solavancos são excluídos — inclusive nas artes marciais orientais. É paradoxal, mas em algumas destas artes, consegue-se um impacto de extrema violência contra o outro, quase sem nenhuma violência contra o corpo do agente.

Quando damos um murro e encontramos a resistência da cara do outro, podemos partir um braço por causa disso! Este é o limite do movimento mal feito. Quando estes abalos são dados ao corpo pelos próprios músculos, no esforço de sair instantaneamente em corrida desabalada, de frear bruscamente, de voltar-se de repente; quando os esforços bruscos são nesta área, eles correm o risco de se constituir numa perda considerável de energia e em sério prejuízo para a estrutura esquelética e articular do atleta. Haveria, portanto, interesse em encontrar dispositivos que sensibilizassem o atleta para choques, abalos e empurrões *por menores que estes fossem.*

A maior parte dos exercícios deste livro, inicialmente serão feitos devagar, mas pouco a pouco serão acelerados até alcançar a velocidade que têm no jogo — de preferência um pouco mais. Se todos os movimentos fossem sempre em câmara lenta, o problema dos choques praticamente não existiria. Mas na medida em que o movimento se acelera, cresce a probabilidade dos solavancos.

Pensei então em tornar o atleta muito sensível às próprias acelerações bruscas — aos solavancos *internos* provenientes de uma coordenação motora precária.

Seria preciso dispor de uma ampla superfície cimentada, bem plana, de todo desimpedida, na qual pudessem rodar tanto bicicletas como motocicletas e automóveis, sem nenhum risco de choque com obstáculos. (Muitas vezes o atleta dirigirá os veículos *de olhos fechados.*)

Qualquer um destes veículos usados na experiência seria, antes de mais nada, simplificado e bem construído no sentido de que todas as mudanças de marchas fossem muito precisas. Em todos estes veículos instalar-se-ia um acelerômetro, um pequeno pêndulo, cujo peso, afilado numa das extremidades, está voltado para um ponto muito preciso, logo abaixo. Em torno deste centro, círculos concêntricos e meridianos (radiais), para avaliação segura de desvios do pêndulo.

O atleta teria simplesmente que andar com estes veículos para lá e para cá, experimentando-os cuidadosamente, sem se preocupar com o trânsito. Ele contaria primeiro com a própria sensibilidade ao fazer todas as mudanças de marcha dos vários veículos — inclusive de olhos fechados. Depois que seu corpo lhe disser que está tudo certo, ele passará a dirigir os veículos atento aos acelerômetros para ver os choques bruscos que podem ocorrer nas mudanças de marcha e nas curvas. Se estas, vistas no pêndulo, em vez de começarem com uma curva suave, começam com um pequeno balanço, isto indica, também, uma aceleração brusca — uma força mal aplicada.

Como podemos fazer caixas de câmbio tão precisas como mecanismos de relojoaria, apuraremos as marchas mecânicas até o nível que nos pareça necessário para empatar com a sensibilidade do atleta. Quanto mais sensível ele se mostrasse, mais refinaríamos a máquina, até que esta chegasse ao limite dele. Este dispositivo experimental também está baseado por inteiro na teoria do feedback.

EXERCÍCIOS DE QUEDA E COLISÃO

Outra categoria de exercícios estaria relacionada com a flexibilidade corporal. O futebol ainda hoje é considerado primariamente um esporte de machos, de homens fortes, de atletas mais ou menos duros, capazes de dar e receber pancadas bastante fortes durante a corrida e nos duelos a dois; chutes, cotoveladas e empurrões se sucedem com muita rapidez e não raro com muita força.

Essa concepção do esporte tem inconvenientes sérios. O indivíduo preocupa-se mais em estar bem plantado no chão, do que em render tudo o que pode numa corrida, ou na passagem entre dois ou três oponentes. Ele está sempre prevenido contra um abalroamento forte, e isto lhe rouba muito de sua agilidade. O medo de cair por um empurrão ou uma cotovelada, o faz despender um excedente de esforços na tarefa de estar plantado no chão, de fixar-se firmemente sobre as próprias pernas e sobre o solo. Se junto com uma exercitação para a flexibilidade e agilidade, prosseguisse a doutrinação de que o importante é a bola e o gol e não o adversário, talvez se conseguisse desenvolver uma equipe de jogadores capaz de deslizar entre os outros quase sem esbarrar neles — jogadores que não dão nem recebem trancos violentos.

São capazes de ser muito mais movimento do que oposição, imposição ou resistência.

Um primeiro exercício destinado a esse fim consiste em suspender, do teto (de 4 m ou mais de altura) sacos de lona cheios de areia com mais ou menos 40 cm de diâmetro e cerca de 1 m de altura. O atleta passa entre eles, os quais, inicialmente, estão parados. Depois, faz-se com que *um deles* comece a balançar e o atleta passa por eles de novo. Depois, 2 sacos são balançados, depois 3, até 5 ou 6, com o atleta correndo entre eles e desviando-se.

A arrumação com os sacos vez por outra será posta no local de aprendizado de chute — e o atleta terá de chutar como der.

O segundo exercício seria num lugar amplo acolchoado de leve (tatames) e com uma porção de cordas esticadas em várias direções horizontais, de 10 a 50 cm de altura.

O atleta será convidado a correr (a chutar e a fazer passes) por entre as cordas.

Depois de bem treinado, o atleta correrá entre os sacos que balançam e as cordas esticadas.

CAPÍTULO XIII

PERIGOS DA EXPERIÊNCIA

Quem acompanhou com atenção todas as nossas propostas e reflexões, deverá ter concluído por conta própria que nosso sistema vai alterar profundamente não só a mobilidade dos atletas como, com grande probabilidade, sua mentalidade – sua personalidade. Tudo o que a Psicologia sabe hoje das correlações entre corpo e mente, indicam que modificações profundas no corpo trazem alterações profundas na mente.

Será essencial e será humano que uma equipe habilitada de psicólogos acompanhe o desenvolvimento da experiência, a fim de detectar logo de início, qualquer modificação desfavorável que possa estar ocorrendo com os atletas.

De outra parte, como todos os exercícios exigem atenção individualizada e como os atletas deverão, por força do próprio projeto de pesquisa, ser acompanhados dia a dia por instrutor habilitado e um por um, esses riscos podem ser considerados como pouco importantes.

O maior perigo que os homens correm é o da negligência ou da inconsciência – o de deixar as coisas irem tão longe que quando se percebe que está ruim não há mais nada para fazer.

Quando modificações são acompanhadas com cuidado no dia-a-dia, podemos ter certeza de que será impedido qualquer malefício definitivo na personalidade ou na pessoa dos atletas.

Riscos – chamemo-los assim – de outra ordem podem surgir também durante o treinamento. É possível que os atletas treinados deste modo, com atenção ou cuidado individualizado, desenvolvam aos poucos um estilo de futebol completamente diferente do conhecido. Pode dar-se, por exemplo, que entre eles se estabeleçam vínculos tão fortes, que eles comecem a funcionar como uma equipe no sentido mais puro da palavra: como um conjunto no qual o movimento de cada parte influi no movimento de todas as outras partes.

É possível que um time de futebol levado a esse limite de sensibilidade, ao entrar em campo e nos primeiros minutos de jogo, teste e capte todas as fraquezas e as forças do oponente, e que logo depois comece *a inventar uma tática* para derrotar *aquele* time – precisamente. Como trabalharemos muito a favor da versatilidade e contra a especialização, este resultado não seria dos mais surpreendentes – se acontecesse.

Além do mais, é claro que todos os atletas envolvidos na experiência deverão ser informados a respeito da mesma, terão com muita freqüência reuniões com seus treinadores, terão as explicações mais minuciosas possíveis sobre todas as técnicas, métodos e motivos. Ao longo destas reuniões, aproveitar-se-á para fazer alguma coisa de dinâmica de grupo, no sentido de ir atenuando aos poucos as rivalidades, as invejas, os ressentimentos e a competição entre os atletas, encaminhando-os pouco a pouco para um regime de trabalho esportivo mais cooperativo, mais de grupo, mais de conjunto.

BIBLIOGRAFIA

ANATOMIA

Atlas of Systematic Human Anatomy, F. Wolff-Heidegger, S. Karger, Basiléia, 1972, vol. I.

Traité D'Anatomie Humaine, L. Testut, Gaston Doin, Paris, 1928, vols. I, II e III.

Functional Neuroanatomy, Wendell J. S. Krieg, The Blakiston Company. Nova York, 1953.

The Ciba Collection of Medical Illustrations, Frank H. Netter, CIBA Pharmaceutical Company, 1974, vol. I, Nervous System.

Histology, Arthur Ham, LIppincott, Filadélfia, 1950.

FISIOLOGIA

Structure and Function of the Nervous System, Arthur C. Guyton, Saunders, Filadélfia, 1972.

The Physiological Basis of Medical Practice, Charles Herbert Best & Norman Burke Tayler, Williams & Wilkins, Baltimore, 1955.

Cuadernos de Fisiología Articular, I. A. Kapandji, Toray-Masson, Barcelona, 1973.

Muscle Testing, L. Daniels & C. Worthingham, Saunders, Filadélfia, 1972.

The Basis of Motor Control, Ragnar Granit, Academic Press, Londres, 1970.

The Cerebellum as a Neuronal Machine, J. C. Eccles, M. Ito & J. Szentágothai, Springer-Verlag, Berlim, 1967.

The integrative Action of the Nervous System, C. S. Sherrington, Yale University Press, 1911.

Muscle Receptors, C. C. Hunt, Springer-Verlag, Berlim, 1974.

The Understanding of the Brain, J. C. Eccles, McGraw Hill, Nova York, 1973.

Muscles Alive, J. V. Basmajian, Williams & Wilkins, Baltimore, 1974.

The Co-ordination and Regulation of Moviments, N. Bernstein, Pergamon Press. Oxford, 1967.

Facilitación Neuro-Muscular Proprioceptiva, M. Kuott e D. E. Voss, Ed. Médica Panamericana, Buenos Aires, 1974.

Mechanics & Energetics of Animal Locomotion, R. McN. Alexander e G. Goldspink (orgs.), Chapman & Hall, Londres, 1977.

O Domínio do Movimento, R. Laban, Summus Editorial, São Paulo, 1978.

Principles of Biological Regulation, Richard W. Jones, Academic Press, Nova York e Londres, 1973.

Biology, H. Curtis, Worth Publishers, Nova York (2ª edição).

Respiration, American Physiological Society, Washington, 1965.

Principles of Biological Regulation (Biofeedback), Richard W. Jones, Academic Press, Nova York, 1973.

Clinical Biofeedback, K. R. Gaarder e P. S. Montgomery, The Williams & Wilkins Comp, Baltimore, 1977.

New Mind, New Body (Biofeedback), Barbara B. Brown, Harper and Row, Nova York, 1974.

Caso Nora, M. Feldenkrais, Summus Editorial, São Paulo, 1979.

Actividad Postural Refleja Anormal causada por Lesiones Cerebrales, B. Robath, Ed. Panamericana, Buenos Aires, 1973.

VISÃO

A Psicologia da Visão, R. L. Gregory, Inova, Porto, 1968.

Experiments in Visual Perception, M. D. Vermon, Penguin Books, 1970.

Eye-movements and Visual Perception, R. W. Dithburn, Clarendon Press, Oxford, 1973.

The oculomotor System, Morris B. Bender, Harper & Row, Nova York, 1964.

The Eye, Phenomenology and Psychology of function and disorder, J. M. Eaton, Tavistock Publ., Londres, 1968.

Eye Movements, Vision and Behavior, K. R. Gaarder, John Wiley & Sons, Nova York, 1975.

Selective Vulnerability of the brain in Hypoxaemia, J. P. Schade e W. H. McMenemey (orgs. do Simpósio), Blackwell Scient. Pub., Oxford, 1963.

The Cerebellum in Health and Disease, W. S. Fields & W. D. Willis (orgs. do Simpósio), Warren H. Green Inc., St. Louis, 1970.

Músculos – Pruebas y Funciones, J. O. Kendall, F. P. Kendall e G. E. Wadsworth, Ed. Jims, Barcelona, 1979.

RESPIRAÇÃO

Semiologia do Aparelho Respiratório, F. Martinez & I. Berconsky, Editora Guanabara, Rio, 1942.

Advances in Respiratory Physiology, C. G. Caro, Edward Arnold, Londres, 1966.

Kinesiologia Respiratória, A. L. Maccagno, Editorial Jims, Barcelona, 1973.

Applied Respiratory Physiology, J. F. Nunn, Butterworths, Londres, 1971.

Ventilatory and Phonatory Control Systems, Barry Wilke, Oxford, Londres, 1974.

Respiração e Angústia, José A. Gaiarsa, Informática, São Paulo, 1971.

VÁRIOS

Aptidão Física, K. H. Cooper, Forum, Rio, 1968.

The Alexander Principle, W. Barlow, Victor Gollancz, Londres, 1973.

Kinesics and Context, Ray L. Ridwhistell, University of Pennsylvania Press, Filadélfia, 1970.

Exercícios de Bioenergética — O caminho para uma saúde vibrante, Alexander e Leslie Lowen, Ágora, São Paulo, 1985.

Animal Engineering, Ed. Scientific American, 1974 (vários autores).

Animal Architecture, K. von Frisch, Hutchinson, Londres, 1975.

La Conscience du Corps, M. Feldenkrais, Robert Laffont, Paris, 1971.

Les Rêves, N. MacKenzie, Tallandier, Paris, 1966.

Control Theory and Physiological Feedback Mechamisms, D. S. Riggs, Williams & Wilkins, Baltimore, 1970.

Verbal Behavior, B. F. Skinner, Appleton-Century-Crofts, Nova York, 1957.

Orthopaedic Biomechanics, V. H. Frankel & A. H. Burstein, Lea & Febiger, Filadélfia, 1971.

Embriología de la Conducta, A. Gesell, Paidós, Buenos Aires, 1974.

Martial Arts of the Orient, Bryn Williams (org.), Hulyn, Londres, 1975.

Rolfing, I. P. Rolf, Dennis, Landman Publishers, Califórnia, 1977.

PSICOLOGIA

Character Analysis, W. Reich, The Noonday Press, Nova York, 3ª ed., 1961.

O Corpo em Terapia, A. Lowen, Summus Editorial, São Paulo, 1977.

Bioenergética, Alexander Lowen, Summus Editorial, São Paulo, 1982.

A Estátua e a Bailarina, J. A. Gaiarsa, Ed. Brasiliense, S. Paulo, 1976.

A Engrenagem e a Flor, J. A. Gaiarsa, Ed. Taika, S. Paulo, 2ª ed., 1974.

IOGA

The Yoga-System of Patanjali, J. H. Woods, The Harvard University Press, 1927.

Prontuário de Svásthia Yoga, Prof. de Rose, Ed. Groud Informação, Rio de Janeiro, 1977.

ESTUDOS DO AUTOR RELATIVOS AO TEMA:

Psicofisiologia da Respiração, Boletim do Inst. de Psic. Experimental, 1952. W. Reich: Couraça Muscular Caracteriológica — Introdução à Teoria e à Técnica, Arq. do Dep. de Ass. Publ. ao Psicopata do Est. de S. Paulo, vol. XXV e XXVI, 1969/70, nº único.

Psicofisiologia da motricidade e suas relações com a Psicofisiologia da Respiração, Revista da Psicol. Normal e Patol. vol. II, abril/junho de 1956. Psicofisiologia do processo primitivo de controle do pânico que é, simultaneamente, o processo primitivo de transformação da Personalidade: anoxia por apnéa e contratura muscular difusa, Rev. de Psicol. Normal e Patol., vol III, abril/junho, nº 2, 1957.

Clínica e terapia das neuroses e psicoses enquanto se as considera distúrbios funcionais da respiração e da motricidade, Idem, vol. III, julho/dezembro, nº 3/4, 1957.

O corpo e a terra — valor e significado da biomecânica do corpo humano — 1º Parte, Idem, Vol. VII, Janeiro/setembro, nº 1/2/3, 1961.

CONSCIÊNCIA PELO MOVIMENTO
— por Moshe Feldenkrais

Exercícios fáceis de fazer, para melhorar a postura, visão, imaginação e percepção de si mesmo. Uma abordagem moderna da idéia da mente sã em corpo são, oferece a indivíduos de qualquer idade um modo de trabalhar seu desenvolvimento, integrando o corpo e a mente para uma maturidade maior.

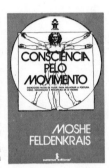

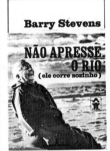

NÃO APRESSE O RIO
(Ele Corre Sozinho)
- por Barry Stevens.

Um relato na primeira pessoa a respeito do uso que a autora faz da Gestalt-terapia e dos caminhos do Zen, Krishnamurti e Índios Americanos para aprofundar e expandir a experiência pessoal e o trabalho através das dificuldades.

O CORPO EM TERAPIA
- por Alexander Lowen.

Neste livro, Lowen expõe os fundamentos da bioenergética. Discípulo de Reich, retoma e expande as formas pelas quais o desenvolvimento do homem é tolhido pela estruturação errônea de hábitos mentais e motores. Pontilhado de exemplos clínicos, esclarece e torna concreta a teoria bioenergética.

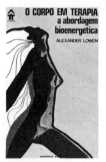

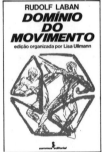

DOMÍNIO DO MOVIMENTO
- por Rudolf Laban
Edição organizada por Lisa Ullmann.

Este livro explora o relacionamento entre as motivações interiores do movimento e o funcionamento exterior do corpo. Os numerosos exercícios destinam-se à sensibilização intelectual, emocional e física.